头颈肿瘤
常见知识问答

主　编　周　梁　席淑新

副主编　华　玮　陶　磊　张　明　吴春萍

编　者　(按姓氏笔画排序)

于华鹏　王　丽　石美琴　卢涵宇　归纯漪　乐慧俐
尧燕丽　任恒磊　华　玮　刘　全　刘　娟　刘会勤
刘志瑛　刘琢扶　汤　迪　李　晗　肖喜艳　吴沛霞
吴建芳　吴春萍　沈丽娜　宋晓菲　张　明　张　铎
张焕康　陈　玲　陈　慧　周　健　郑　娟　赵亚诺
施莲瑶　姚　晴　姚旭莹　袁仕俐　倪　杨　徐　思
徐　静　高春丽　陶　磊　黄佳蒙　黄晶梦　曹鹏宇
龚洪立　彭峥嵘　蒋成芳　程　诗　傅　瑾　虞　俊
薛　继

绘　图　沈中旭

人民卫生出版社
·北京·

图书在版编目（CIP）数据

头颈肿瘤常见知识问答 / 周梁，席淑新主编 . —北京：人民卫生出版社，2020.10

ISBN 978-7-117-30567-9

Ⅰ.①头… Ⅱ.①周…②席… Ⅲ.①头颈部肿瘤 —诊疗 —问题解答 Ⅳ.①R739.91-44

中国版本图书馆 CIP 数据核字（2020）第 185848 号

人卫智网	**www.ipmph.com**	医学教育、学术、考试、健康，购书智慧智能综合服务平台
人卫官网	**www.pmph.com**	人卫官方资讯发布平台

头颈肿瘤常见知识问答
Toujing Zhongliu Changjian Zhishi Wenda

主　　编：周　梁　席淑新
出版发行：人民卫生出版社（中继线 010-59780011）
地　　址：北京市朝阳区潘家园南里 19 号
邮　　编：100021
E - mail：pmph @ pmph.com
购书热线：010-59787592　010-59787584　010-65264830
印　　刷：三河市国英印务有限公司
经　　销：新华书店
开　　本：889×1194　1/32　印张：4
字　　数：93 千字
版　　次：2020 年 10 月第 1 版
印　　次：2020 年 11 月第 1 次印刷
标准书号：ISBN 978-7-117-30567-9
定　　价：30.00 元

打击盗版举报电话：010-59787491　E-mail：WQ @ pmph.com
质量问题联系电话：010-59787234　E-mail：zhiliang @ pmph.com

前言

PREFACE

　　头颈肿瘤是起源于口腔、鼻腔、鼻窦、咽、喉、唾液腺、甲状腺、甲状旁腺、颈段气管及食管、颅底、头颈部皮肤及颈部其他部位的良、恶性肿瘤。其中头颈恶性肿瘤占全身恶性肿瘤的19.9%~30.2%，居全球恶性肿瘤发病率第6位，且每年全球新增病例约50万例。

　　在物质文化生活日益丰富的今天，人们对健康的渴求越发迫切，但人们对头颈肿瘤的认识还是与该学科的快速发展形成了巨大的反差。人们往往更依赖于医生、药物和医疗设施，很少重视自身在康复过程中所起的主导作用。自古有云："未病先防、治病于初、既病防变、病愈而防复"，这也一直是全民健康的必由之路。2016年10月由中共中央、国务院印发并实施的《"健康中国2030"规划纲要》指出，"共建共享、全民健康"是建设健康中国的战略主题。如何让公众更多地了解与头颈肿瘤的发生、发展、预防、治疗和护理有关的医学常识，已成为时代赋予医护工作者的光荣使命。

　　人们渴望对自己的身体有所了解，当罹患疾病时，更渴望对这个疾病的病因、临床表现、治疗方法、预后转归以及日常生活中需要注意的事项有更多的了解。鉴于此，《头颈肿瘤常见知识问答》一书以头颈肿瘤专业知识为基础，在充分了解头颈肿瘤患者需求的基础之上，由复旦大学附属眼耳鼻喉科

3

医院头颈外科医疗护理专家团队合力编写而成。本书通俗易懂、实用性强，通过全面、系统地解答公众对头颈部肿瘤疾病关心的问题，向患者提出实用的建议。为方便公众阅读，本书以问题为导向，采用一问一答的形式，首先回答了肿瘤患者的共性问题，随后分别从鼻腔和鼻窦肿瘤、鼻咽癌、口咽癌、咽旁间隙肿瘤、喉部肿瘤、下咽及颈段食管癌、甲状腺肿瘤、腮腺肿瘤等八类常见头颈部肿瘤知识分类进行阐述，用通俗易懂的语言，简洁明了地回答了患者所问所想，突出科普特色，便于广大读者理解和学习，以达到提高公众防病治病和自我康复护理能力的目的。本书适用于渴望了解头颈部肿瘤知识的广大读者阅读和学习，对耳鼻咽喉头颈外科年轻医护人员也有裨益。

在疾病的治疗过程中，仅靠医者的努力是远远不够的，患者或家属了解一些疾病治疗和护理的常识，主动积极地配合对促进患者尽快康复、减少并发症也是至关重要的。我们真诚地感谢阅读本书的所有读者，也希望该书能成为您随时参考、查阅的家庭医学顾问。感谢所有参与本书编写的作者和贡献照片的患者，感谢为本书提供医学插画的沈中旭护士。感谢为本书编写提供基金支持的上海市徐汇区科协科普项目（KX17003）。鉴于本书编者水平和时间有限，不足之处在所难免，望广大读者多提宝贵意见，也恳请同道不吝指正。

感谢人民卫生出版社为此书的校对和出版付出的心血和努力！

复旦大学附属眼耳鼻喉科医院

周　梁　席淑新

2020 年 9 月

目 录
CONTENTS

第一部分

肿瘤患者相关常见知识问答

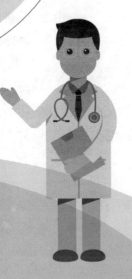

1 我是否可以进食补品、鸡汤、海鲜、葱姜蒜之类的食品?

头颈部肿瘤患者在术后恢复期需供给营养丰富的饮食,少量多餐,以软烂和营养充足为原则,多补充高蛋白、低脂肪、高维生素食物,可适当进食补品、禽肉、海鲜等,但应避免食物过分油腻、辛辣,可少量添加葱姜蒜等小刺激调味品。忌油煎、炸、烟熏、腌制类食物,限制精制糖摄入。放、化疗后胃肠道损伤患者,推荐软烂细碎的动物性食品。

2 月经期是否可以进行手术?

头颈部血供丰富,术后出血是头颈部手术的主要并发症之一。由于月经期凝血功能下降,若此时手术,可导致术中创面渗血较多,影响手术操作,术后渗血较多,可引起气道受压等继发问题。此外,月经期机体免疫功能降低,将影响病情好转进程及切口的愈合。因此,原则上应尽量避免月经期施行手术。对于月经期内不能推迟的手术,术前要做好充分准备,术中要小心谨慎,力求止血彻底。对于月经周期不固定的患者,最好请妇科会诊,人工调整月经周期,以降低出血等医疗风险。

3 中医治疗对我的疾病康复有帮助吗?

中医药在恶性肿瘤治疗中占据一定地位,然而,单纯中医药治疗存在根治性低的不足,不应夸大单纯中医药治疗对头颈部恶性肿瘤的疗效,可适当将其与手术、放疗、化疗这些主要方法结合,治疗、缓解手术,放、化疗的并发症,注意标本缓急。例如,术后益气养血法促进血气损伤的康复,调理脾胃法治疗放、化疗所致的胃肠道反应,养阴生津法治疗放射性口咽干燥,清热凉血、养阴利咽治疗放射性咽炎,清热解毒、益气托毒治疗放射性皮炎等。

 发生术前术后疼痛我该怎么办?

头颈肿瘤术前疼痛较为少见,如果您出现疼痛,可以告知护士您疼痛的部位、性质,护士会为您评估疼痛的程度,告知可能缓解的措施。如果这些措施仍不能缓解,护士会请医生为您开具相应的镇痛药。为了预防术后疼痛,术前麻醉医生会与您联系是否需要使用自控镇痛泵。一般镇痛泵的使用期限约 3 天,为了达到持久的镇痛效果,需要每小时药物持续输入体内。如果使用镇痛泵过程中,您仍感觉疼痛,可自行或呼叫护士帮您按压镇痛泵上的白色按钮,这时镇痛药会加量一次注入体内,疼痛会适当缓解。

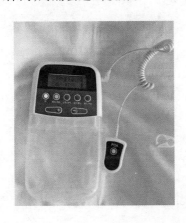

患者自控镇痛泵

5　术后多久可以下床活动?

术后下床活动的时间根据手术部位、手术种类及个体差异不尽相同。头颈部肿瘤手术部位大多局限在头颈部,也有少数患者需要涉及胸腹部、上肢或下肢,下肢存在伤口的患者需要等伤口愈合后方可下床。手术种类不同亦可导致患者术后活动能力差异较大,甲状舌管囊肿切除术、甲状腺切除术、颈清扫术、咽旁间隙肿块切除术等手术,创伤相对较小,在麻醉清醒后,鼓励早期下床活动;喉切除术、喉切除术 + 颈清扫术等手术当日可床上活动,术后第一日可下床活动;对于手术范围较广,如喉部肿瘤切除 + 游离皮瓣移植术、下咽切除术 + 胃咽吻合术,该类患者可适当增加卧床时间,建议至少卧床 3 天,后期根据身体恢复情况确定能否下床。对于年老体弱或存在特殊情况者,可适当延长开始下床活动的时间。初期下床时须由家属陪同,根据自身耐受程度逐渐增加活动量和活动时间。下床活动时应当注意安全,保持引流管通畅、防止意外跌倒、保护伤口,如果出现伤口剧烈疼痛、疲乏、心慌气短、头晕等不适,须立即卧床休息。

6　全身麻醉对身体会有伤害吗?

个体差异、合并疾病不同,每个人对麻醉的耐受和反应不一样,可能会出现意外和并发症,如术中知晓(因麻醉过浅,患者存在意识,可听见周围环境声音,但无法控制肢体的主动运动,伴或不伴对疼痛的感知)、低血压、心律失常、心搏骤停等。尤其在心血管疾病患者、呼吸系统疾病患者、肥胖患者以及儿童、老年患者、孕产妇这些特殊群体,麻醉风险发生率较高,而麻醉医生会采取一系列措施来预防意外情况发生。很多人担心麻醉药会影响智力,特别是儿童,全身麻醉苏醒过后,患者可能因麻醉药残留、手术应激等原因暂时影响术后认知功能,麻醉药在代谢过后,会恢复器官本来的功能。至于麻醉后影响意识或留下后遗症的情况,很可能与麻醉并发症有关。

7 我该注意如何预防跌倒?

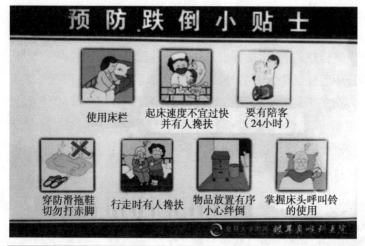

预防跌倒小贴士

　　入院后由于环境陌生或术后虚弱等原因容易发生跌倒。那我们应该如何来预防跌倒的发生呢? 首先,希望您能认真听讲护士为您做的入院安全教育,学会使用床栏及床头呼叫铃,穿防滑的拖鞋而不是一次性拖鞋;其次,起床速度要慢,并有人搀扶。因术后虚弱可能会出现起床速度过快而产生黑矇、一过性的晕厥。也提醒您,如下床活动需有人搀扶或扶着走廊两边的扶手行走。再次,请您熟悉病房环境,行李请放在柜子中,热水瓶请放在床头柜内,病床周边不要有物品放置,病号裤如果太长,请将裤管卷起,以免绊倒。

8　我是否可以正常性生活?

　　治疗期间,患者体质虚弱,应暂停性生活。在治疗结束后,若病情稳定、体力好,适当、有规律的性生活是被鼓励的,可以协调夫妻关系,使患者得到更多情感支持,有益于身心健康。由于头颈部肿瘤特殊性,呼吸问题、气管造瘘口、头面部外观改变等,亟需配偶的理解和支持。性生活的频度,应因人因病而宜,与病前性生活频度及患者的体质、年龄、病种有关,以次日不感疲乏为宜。另外,鼓励患者放下顾虑,主动向医务人员咨询关于性生活方面的任何问题,医务人员会注意保护患者隐私。放、化疗及靶向药物等抗肿瘤治疗对胎儿可能会造成严重影响,放、化疗期间以及放疗后一段时间内必须避孕,并停止哺乳,若此时怀孕,建议咨询专业医生。

9　术后多久可以从事日常工作?

　　由于头颈部肿瘤的特殊性,手术后头面部外观改变、喉切除、气管造瘘口等问题,对患者语言、嗅觉等功能的负面影响易加重患者心理不适,影响患者正常的工作能力、社会生活和交流沟通。除了专科护理,心理护理、健康教育、发音训练、就业指导等应加入到头颈部肿瘤患者的术后综合护理干预中,还需在生活态度、精神积极性等方面综合提高患者对疾病康复和对健康生活的信心,使其尽快融入到正常的生活当中。治疗结束 3 个月后,如果病情稳定,可根据自身情况恢复正常工作,但注意不要过于劳累。

10　术后多久可以开始运动锻炼?

患者术后 3 天血压、心率、血氧饱和度平稳,可适当进行床上活动,避免长期卧床,预防并发症,并对各种管道进行固定,防止脱落。活动要适度,避免心悸气短。患者出院时,由于尚未完全恢复,部分患者尚带有气管套管,故活动要适度,减少颈部运动以防套管脱落,不去人群密集处,防止呼吸道感染,空气污染严重时不外出。根据患者身体状况和个人偏好,建议每日锻炼 30~60 分钟,以慢跑、散步、打太极拳等为宜,禁忌游泳,避免剧烈运动。通过锻炼提高机体素质,缓解患者疲乏状况,加快手术部位愈合,也可缓解焦虑、抑郁、恐惧等不良情绪。

11　最近情绪低落该怎么办? 我该如何进行自我心理调适?

也许您在治疗过程中,会产生低落的情绪,这是疾病治疗过程中的常见表现,我们也希望您能坦诚的告知自己的家人、朋友或医务人员,其次,可以使用一些方法来放松和减压,进行自我心理调试。常用的心理调试方法有:腹式呼吸、渐进性肌肉松弛法。同时,可调整睡眠时间,合理作息,不要日夜颠倒。自我穴位按压:百会、印堂、丝竹空、神门等。转移注意力,做些自己喜欢的事情,比如看电影、听音乐、喝茶聊天等。

 12 术后我在生活方式上还需要注意哪些问题?

保持良好的心理状态,不要专注于疾病,可以做些自己喜欢的事情,比如看电影、听音乐、喝茶聊天等来分散注意力。有劳动能力、病情稳定者,建议尽早恢复正常工作,实现自我价值,预防社交隔离和心理社会问题。避免紧张、激动的情绪。禁烟、酒、辛辣刺激性食物。选择丰富维生素、高蛋白饮食。正常饮食即可,无需过多忌口。保持口腔清洁,养成合理的卫生习惯。可进行适当的体育锻炼,如打太极拳、慢走等,但不宜进行剧烈的体育锻炼。全喉术后患者不可进行水中运动项目,如跳水、游泳等。遵医嘱定期复查。如出现呼吸困难、吞咽困难、颈部肿块等症状,应及时就诊。

第二部分

鼻腔和鼻窦肿瘤
常见知识问答

鼻腔和鼻窦分别在哪儿?

　　鼻腔即鼻子里的空腔,正如鼻子的外形一样,鼻腔也是顶窄底宽的狭长腔隙,前后各有开口,位于面部正中的鼻子开口即大家所说的鼻孔,在医学上称为前鼻孔,向后与鼻咽部相通的口称为后鼻孔。鼻腔被一纵行的"墙"分为左右两腔,医学上称鼻中隔。

　　鼻窦是位于鼻腔周围的小骨洞,每个洞均有小洞口与鼻腔相通。人类共有左右对称的4组8个鼻窦,分别是上颌窦(位于鼻腔两旁,眼眶下面的上颌骨内)、筛窦(位于鼻腔上部,两眼眶之间的筛骨内)、额窦(位于眼眶上方的额骨内)和蝶窦(位于头颅中心,鼻腔后方的蝶骨内)。它们投影在体表的位置如下。

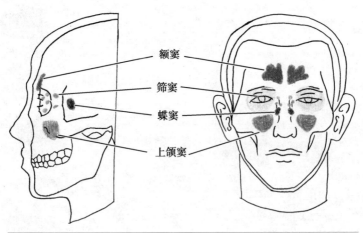

鼻窦解剖图

鼻腔和鼻窦有什么作用呢?

　　鼻腔是呼吸道的门户和通道,主要有呼吸、嗅觉和共鸣功能,另外还有反射、腺体分泌、免疫、吸收和排泄泪液等功能。鼻毛过滤吸入的空气;鼻黏膜上的纤毛通过规律性摆动,不断将吸附了尘埃以及有害细菌的黏液痰运送至鼻咽部排出;鼻黏膜上的血管网可以加热吸入的冷空气;鼻腔黏膜腺体可分泌大量液体来提高吸入空气的湿度,防止呼吸道黏膜干燥。气流将气味微粒带到鼻腔嗅区黏膜上时,刺激嗅细胞,就会产生嗅觉。嗅觉可增进食欲,辅助消化,且对机体有保护作用。通过鼻腔共鸣,发音可变得洪亮悦耳。

　　鼻窦的功能有增加呼吸区黏膜面积,促进对吸入空气的加温加湿作用;协同对声音的共鸣;减轻头颅重量;缓冲冲撞力,保护重要器官。

 常见鼻腔和鼻窦肿瘤有哪些?

　　鼻腔和鼻窦肿瘤主要包括良性肿瘤和恶性肿瘤两大类。

　　良性肿瘤常见的有:纤维骨源性肿瘤(骨瘤、软骨瘤、骨化纤维瘤和骨纤维异常增殖症、纤维结构不良)、神经源性肿瘤(神经鞘瘤、神经纤维瘤和脑膜瘤)、错构瘤(呼吸道上皮腺瘤样错构瘤)、牙源性肿瘤(造釉细胞瘤、牙源性钙化上皮瘤)、血管来源的肿瘤(血管瘤、血管外皮细胞瘤、青少年血管纤维瘤)以及内翻性乳头状瘤等。

　　鼻腔和鼻窦恶性肿瘤不常见,占所有上呼吸道恶性肿瘤的 3%,占所有头颈恶性肿瘤的 3%~5%,常见的鼻腔和鼻窦恶性肿瘤是原发性上皮肿瘤,其次是非上皮性恶性肿瘤。在上皮性鼻腔和鼻窦恶性肿瘤中,以鳞状细胞癌为主,在非上皮性恶性肿瘤中以淋巴瘤为主。

 鼻部肿瘤的发病原因是什么?

　　鼻部肿瘤和其他部位的肿瘤一样,其发病原因尚未十分明确。人类对肿瘤发病机制的认识经历了一个漫长的过程,从过去单一物理致癌、化学致癌、病毒致癌、突变致癌学说上升到多步骤、多因素综合致癌理论。目前的研究表明,肿瘤是机体在各种因素作用下,局部组织的细胞在基因水平上失去了对其生长的正常调控,导致细胞的异常增生而形成的新生物。肿瘤是基因疾病,其生物学基础是基因的异常,而不同的基因突变与不同强度的突变形成了不同的肿瘤。

 有哪些先兆症状提示可能患上鼻部肿瘤了?

　　大部分鼻腔和鼻窦肿瘤都位于单侧,所以一旦罹患肿瘤,症状也多以单侧为主,鼻腔和鼻窦的症状主要包括:①进行性鼻塞:位于鼻腔或扩展至鼻腔的肿瘤常导致鼻塞,多以单侧为主,晚期可能因压迫鼻中隔或占据鼻咽而双侧鼻塞;②涕中带血或鼻出血:血管来源的肿瘤如鼻咽血管纤维瘤,常以鼻出血为主诉就诊,其他来源肿瘤多因为血管丰富而导致涕中带血;③面部麻木或视力减退等神经功能症状,如良、恶性肿瘤压迫或侵犯三叉神经、视神经或负责支配眼球运动的神经会引起相应神经的功能障碍；④颈部肿块，如鼻腔和鼻窦恶性肿瘤可能随淋巴系统转移，其中以颈部淋巴结转移居多。因此，发现颈部无痛性肿块务必尽早就诊；⑤单侧耳闷、耳鸣可能是鼻咽部占位的早期先兆。除了警惕这些身体发出的危险信号，另外还建议定期做常规体检，这样有助于在身体有所感觉之前更早地发现病变。

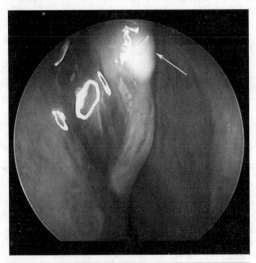

鼻内镜检查发现黑色素瘤

18 鼻部肿瘤目前有哪些治疗方法？效果怎么样？

　　鼻部肿瘤目前的治疗方法主要包括手术、放疗和化疗。肿瘤通常需要行术前影像学检查或者活检明确肿物性质。良性肿瘤以手术治疗为主，范围局限的良性肿瘤通过鼻内镜手术便可完成完整切除，范围较广的良性肿瘤可能需要联合或单独使用鼻外进路才能彻底切除肿瘤。恶性肿瘤可以行手术治疗、放疗、化疗以及综合治疗,即先手术再放、化疗或者先放、化疗再手术的治疗方式。

　　总体而言,鼻部肿瘤的治疗效果主要取决于不同的病种,良性肿瘤通常疗效较好,恶性肿瘤的疗效比良性肿瘤差,根据恶性程度和肿瘤的范围不同,患者的生存率也有不同。

19 鼻部肿瘤常见的手术方式有哪些?

　　手术是治疗鼻腔和鼻窦肿瘤的重要方法,手术方式大致可以分成两种:一类是鼻外进路手术方式,也就是头面部有切口的手术;一类是鼻内镜手术,没有面部切口。为了充分切除鼻腔和鼻窦肿瘤,早期的手术方式都是面部切口,必要的时候还要去掉一部分正常的骨质,或者牺牲一些不太重要的神经、血管,以充分显露肿瘤。根据肿瘤的范围,有时还要同时行眼球摘除术、开颅术。鼻外进路的手术损伤大,切除的组织器官多,对患者的生活质量影响大。鼻内镜手术是近几十年新兴的手术方式,能够清楚地看清肿瘤边界、神经、血管,对侵犯颅内和眶内的肿瘤也能有效地切除,手术损伤小,被通俗地称为微创手术,渐渐有取代传统手术方式的趋势。

 20 为什么有些鼻部肿瘤切除手术需要摘除眼球?

　　由于眼眶内容物和鼻窦之间仅隔一层很薄的骨质,它像纸一样薄,临床上也称之为纸样板。因此,部分鼻部肿瘤可能会破坏该薄层骨质而侵犯眶内组织,术前需要结合影像学、病理学的特征,评估摘除眼球以降低肿瘤复发概率的必要性。一般来说,在术前评估时若患者已有明显的眼球移位,影像学表现显示眶壁或眶缘破坏或术中发现肿瘤已侵犯眶内软组织时需要摘除眼球,如果只有眶底骨质破坏但肿瘤恶性程度很高,或有纸样板后段明显破坏也建议行眼球及眶内容物摘除。

 鼻部肿瘤手术以后鼻腔里的填塞物有什么作用?

鼻部肿瘤手术后鼻腔填塞物的主要作用为压迫止血,分为可吸收和不可吸收两种。可吸收包括止血海绵、速即纱、纳吸棉等。不可吸收包括藻巴钙、膨胀海绵等。手术后医生会根据情况将不可吸收填塞物取出。

 鼻腔填塞后常见的不适症状有哪些?

鼻部肿瘤手术后,医生会根据术中具体情况考虑是否采用鼻腔填塞。如果采用鼻腔填塞,您可能会出现鼻部、头部胀痛感,由于鼻泪管的堵塞还会引起流泪症状。双侧鼻腔填塞的患者鼻部、头部胀痛更加明显,且需张口呼吸解决透气问题。因此,您可能会出现口唇干、口腔有异味等不舒适症状。填塞物根据每位患者情况保留 1 天 ~14 天不等,填塞物抽除后症状即可缓解。填塞期间需多补充水分,必要时行深呼吸也可缓解不适。

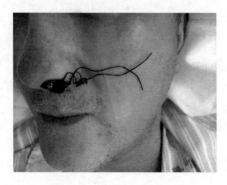

鼻腔填塞照片

23　手术以后吃东西该注意些什么？

　　鼻腔、鼻窦肿瘤手术后患者的饮食一般根据患者肿瘤的类型、手术方式、手术部位及患者全身情况决定。鼻腔、鼻窦良性肿瘤行鼻内镜手术后患者一般可以吃软食，鼻腔、鼻窦恶性肿瘤行鼻颅手术、有牙龈切口、有牙托的患者一般可以吃流食逐渐过渡到半流食或软食。进食时鼓励患者少量多餐，食物多样化，保证营养均衡。摄入高热量、富含优质蛋白、高维生素的清淡易消化的温凉食物。忌过烫食物及烟酒，忌辛辣刺激性及坚硬的饮食。手术后鼻腔填塞患者因张口呼吸使患者失水增加，口唇干燥，鼓励患者多饮水。

24　术后会经常使用哪些药物？它们有何作用？

　　鼻部肿瘤手术后通常会使用到以下几类药物：①抗生素，用于预防术后感染；②促进黏液排泄药，用于促进鼻腔分泌物排出，稀释痰液，恢复纤毛功能；③收缩黏膜类滴鼻药，用于术后鼻腔消炎、止血、通气；④润滑类滴鼻药，如石蜡油，用于术后润滑鼻腔，防止鼻腔黏膜干燥；⑤激素类喷鼻药，用于术后控制鼻腔炎症。

25 术后多久可以户外活动？

鼻腔、鼻窦肿瘤手术后患者户外活动的时间需根据手术后患者伤口愈合情况、疾病的康复情况及自身的身体状况来决定。如果患者术后恢复良好，无其他不适现象，患者可以到户外进行适合自身条件的体育锻炼，如散步、太极、气功、慢跑等活动。合理的运动不仅可以增强体质，增加免疫力，而且还可以分散患者的注意力，调节患者的情绪，缓解躯体的不适。但活动时要注意以下几点：

（1）根据患者的体质选择合适的运动项目、运动强度和时间，尽量选择轻柔的活动；

（2）要注意全身运动和局部运动相结合，但要注意头部忌剧烈活动；

（3）运动量刚开始要小，循序渐进增加活动量，防止突然的剧烈活动，以免发生意外；

（4）注意保暖，尤其注意季节交替和天气变化。

26 术后可以进行鼻腔冲洗吗？如何冲洗？

大部分鼻腔肿瘤手术后的患者均应该出院后即开始鼻腔冲洗，但应注意如果术中因肿瘤切除需要而进行了脑脊液鼻漏修补、颅底重建、眶纸板切除或其他手术医生特别交代的情况,则需要推迟鼻腔冲洗开始的时间至术后 2 周第一次复查后遵医嘱执行。冲洗液一般选择 0.9% NaCl 溶液或 3% NaCl 高渗溶液,建议从高渗盐水开始,半个月后转为等渗盐水日常使用。冲洗时头前倾,偏向患侧,将鼻腔冲洗器前端放入鼻腔,通过挤压或按压方式让水流从患侧鼻腔前鼻孔至后鼻孔,由另外一侧或口中流出。单个鼻腔每次不少于 250mL 液体,一日至少冲洗 2 次,如果分泌物多且形成干痂可以增加用量次数,长期坚持为佳。

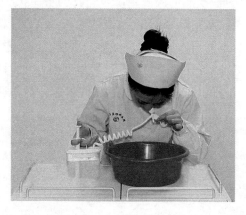

鼻腔冲洗方法

27 手术后鼻子不舒服可以自己挖鼻吗?

鼻腔、鼻窦肿瘤术后患者不可以挖鼻。术后患者鼻腔有填塞物而且鼻腔无缝线,鼻腔内又有丰富的血供,挖鼻时可因不小心碰伤血管或使填塞物脱落,引起大出血。挖鼻也可以使手上的致病微生物进入鼻腔,引起感染,严重的话可以造成颅内感染。手术后患者鼻腔可能会有渗血渗液及鼻腔分泌物形成,其干燥后会结痂,造成鼻腔发痒或鼻塞不适,此时患者可以滴石蜡油使痂皮软化脱落,或者用棉签蘸水湿润鼻腔,鼻痒或鼻塞不适症状可能会缓解。

28 手术后出现鼻出血怎么办?

鼻部少量出血可以用双手紧压鼻翼 5~10 分钟,并用冰袋或冷毛巾冷敷额部,可使用呋麻或地麻滴鼻液滴鼻(可家中备用),通过药物收缩血管达到止血目的。情绪放松,避免过度紧张,以免加重出血。体位以坐位低头为主,不要采取平躺的体位,避免血液向后流入气道引起呛咳和窒息。进食温凉半流质或软食,避免过烫、过硬食物加重出血。如出血无法控制,出血量大,建议去就近的医院急诊就诊。医生会根据病情采用填塞止血(前鼻孔填塞、前后鼻孔填塞)、手术电凝止血、药物烧灼止血等方法。

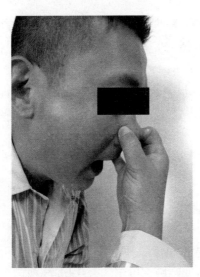

按压鼻翼止血

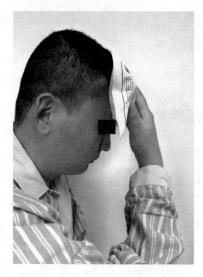

冰袋冷敷额部止血

 术后如何进行随访?

术后首次复诊时间为术后 1~2 周内。第一次复诊后主刀医生会根据患者恢复情况安排下一次复诊,一般恶性肿瘤患者复诊周期为:术后 1 年内每 3 个月复诊一次;术后 2~5 年,每半年一次;5 年后每年复诊一次,复诊时须行鼻部增强磁共振检查,排查肿瘤是否复发。如发生大出血、鼻部疼痛、异味明显、局部肿胀等情况须及时复诊。

30 **该类疾病预后如何? 日常保健还需要注意些什么?**

一旦发现患有鼻腔和鼻窦肿瘤,选择正确的治疗方案对预后有很大帮助。良性肿瘤多以手术方式切除,预后良好;恶性肿瘤除了考虑手术治疗,还需要根据肿瘤的性质选择是否同时进行放、化疗。恶性肿瘤的预后除了与治疗方式有关,还与肿瘤的病理性质有密切关系。目前研究认为吸烟,长期暴露于木屑、工业粉尘、重金属(如铬等)、石棉以及甲醛等可能是该病的致病危险因素。有报道称,吸烟可增加患鳞状细胞癌的风险,家具、皮革、纺织等行业的从业人员致癌的危险性可增加 20~100 倍。因此在日常生活注重避免上述危险因素,可以起到预防作用。

31 哪些患者需要进行放疗和化疗?

放疗即放射治疗,也就是我们常说的"照光"。鼻腔、鼻窦肿瘤患者行放疗常见于以下三种情况:①有些肿瘤对放疗比较敏感,比如鼻腔、鼻窦的鳞状细胞癌、嗅神经母细胞瘤,通过放疗就可以杀死肿瘤细胞,也能达到较好的治疗效果;②鼻腔、鼻窦的肿瘤体积较大,术前通过放疗可以杀死部分肿瘤细胞,缩小肿瘤体积,然后再行手术完全切除;③鼻腔、鼻窦肿瘤手术后再行放疗,这样可以杀死可能残留的肿瘤细胞,降低肿瘤的复发率。

化疗就是化学药物治疗,通过全身使用化学药物去杀死肿瘤细胞。当然,在杀死肿瘤细胞的同时也会损伤到身体的正常细胞,全身反应较明显,化疗常联合放疗同时进行。鼻腔、鼻窦肿瘤有些对化疗比较敏感,比如鼻腔、鼻窦的淋巴瘤,首选化疗。有时化疗也作为姑息性治疗的一种方式,往往用于鼻腔、鼻窦晚期肿瘤的患者。

第三部分

鼻咽癌常见知识问答

32　鼻咽部在哪里?

　　鼻咽部是上呼吸道的一部分,在鼻腔的后方,口咽的上方。鼻咽的顶是颅底,底是软腭口腔游离缘平面,是个不规则的立方形。鼻咽部向前经后鼻孔与鼻腔相通,向下经鼻咽峡与口咽相通。鼻咽两侧壁的咽鼓管咽口通过咽鼓管与中耳腔相通,维持中耳和外界气压平衡。咽鼓管后上方有一唇状隆起,称咽鼓管圆枕。圆枕后上方的凹陷,称为咽隐窝,是鼻咽癌的好发部位。

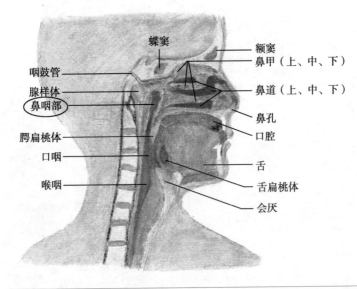

鼻咽部以及鼻咽周围的结构

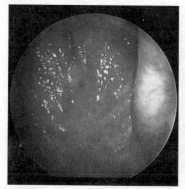 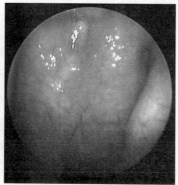

内镜下正常成年人的鼻咽部,表面黏膜光滑对称

33 什么是鼻咽癌?有哪些表现?

鼻咽癌是鼻咽部的恶性肿瘤。是我国高发肿瘤之一,在头颈部恶性肿瘤发病率中占首位。最常见的部位是咽隐窝,其次是鼻咽侧壁和顶壁。

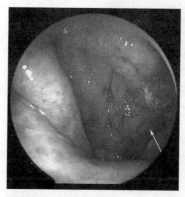 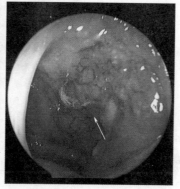

早期鼻咽癌患者鼻咽镜检查结果,箭头所指为肿瘤,可见表面血管增生明显

鼻咽癌常见的表现有：①回吸涕带血；②鼻塞：鼻咽癌的肿瘤向前方浸润生长，导致鼻腔阻塞，可表现为一侧鼻塞或双侧鼻塞；③耳闷、耳鸣及听力下降：肿瘤生长导致咽鼓管堵塞，耳部负压，出现耳闷、听力下降及耳鸣，病程长者引发分泌性中耳炎；④头痛和复视：鼻咽癌可通过颅底破裂孔侵犯脑神经，引起头痛和复视；⑤颈部肿块：是转移到颈部淋巴结的肿瘤细胞，60%~90% 的患者就诊的原因是颈部出现了无痛性肿块，质硬，触摸不移动。

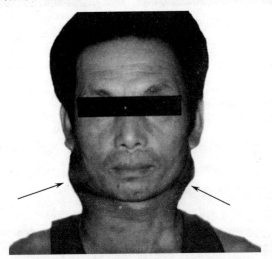

鼻咽癌双侧颈部淋巴结转移。一例晚期鼻咽癌出现双侧颈部淋巴结转移（箭头所示）

（引自：孔维佳．耳鼻咽喉头颈外科学．2 版．北京：人民卫生出版社，2012）

34 鼻咽癌常见的病因有哪些？

鼻咽癌的发病原因仍不清楚，可能是多因素综合作用的结果,包括:性别、种族因素、饮食习惯、Epstein-Barr(EB)病毒感染、遗传因素及环境因素等。男性鼻咽癌发病率是女性的 2~3 倍,40~50 岁为高发年龄组。种族聚集现象,鼻咽癌高发于我国华南地区和香港特别行政区以及新加坡、越南、马来西亚、菲律宾、加拿大(西北地区)、格陵兰岛等。常食腌制食物,这些食物含大量的亚硝酸胺类物质,可诱发鼻咽癌。大部分鼻咽癌患者有 EB 病毒感染。但是单一的 EB 病毒感染很难导致鼻咽癌的发生,须和其他危险因素联合作用才能致病。个人的某些基因型也是鼻咽癌的危险因素。家族中有鼻咽癌成员,患鼻咽癌的可能性增加。目前认为是由于家族基因和相似生活习惯联合作用导致。还有研究认为吸烟、酗酒和生活工作环境中过多的甲醛也是危险因素。

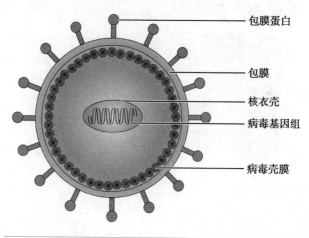

包膜蛋白

包膜

核衣壳

病毒基因组

病毒壳膜

EB 病毒的结构模式图

35 如何早期发现鼻咽癌?

鼻咽癌的早期症状包括回吸涕带血、鼻塞、耳闷、耳鸣及听力下降。与其他头颈癌相比,鼻咽癌更容易发生颈部淋巴结转移。研究发现,鼻咽癌患者出现鼻塞、出血发生率为73.4%,听力损失为62.4%,头痛为34.8%,复视等眼部症状为10.7%,面部麻木感为7.6%。凡有上述不适,体检又发现 EB病毒感染阳性,或来自鼻咽癌高发区,或有鼻咽癌家族史者,均应做鼻咽癌相关检查。最简单易行的检查方法是电子鼻咽镜检查,绝大多数的鼻咽癌病灶可以通过该检查发现,还可以活检明确诊断。此外,鼻咽部增强 MRI 或增强 CT 检查也可以进一步明确肿瘤侵犯范围的大小。

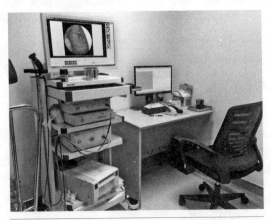

电子鼻咽镜设备

36 鼻咽癌和饮食习惯有关吗?

　　目前认为鼻咽癌和饮食习惯可能相关。我国鼻咽癌高发区居民多有食用咸鱼、腊味等腌制食品习惯,这些食物中亚硝酸盐含量较高。通过动物诱癌实验,发现亚硝胺类化合物可在老鼠中诱发出鼻咽癌。鼻咽癌高发区的大米和水中微量元素镍含量较高,鼻咽癌患者头发中镍含量亦较高,动物实验证实镍可以促进亚硝胺诱发鼻咽癌。另外,缺乏维生素、性激素失调可以改变鼻咽部对致癌物的敏感性。目前,也有报道多食水果蔬菜可能降低患鼻咽癌的风险。

37　鼻咽癌首选哪种治疗方法? 为什么?

鼻咽癌大多属低分化鳞状细胞癌,对放射治疗(放疗)敏感,所以放疗是鼻咽癌的首选治疗手段。早期病例单纯放疗,晚期病例放疗联合化疗。放疗范围包括鼻咽部及颈部淋巴结转移灶。鼻咽癌放疗后的 5 年总生存率约为 82%。尽管放疗是鼻咽癌最为主要的治疗手段,化疗同样重要,特别是局部进展期患者,放、化疗综合治疗已成为标准治疗模式。对于肿瘤局限于鼻咽部的患者(T_1 期),可以行单纯放疗,淋巴结阳性或者存在远处转移的无化疗禁忌的患者,在放疗的同时仍应给予化疗。对于复发的鼻咽癌,可行鼻咽肿瘤切除手术,目前多采用鼻内镜下手术切除肿瘤。

38　鼻咽癌是放疗效果好,还是伽玛刀治疗效果好?

伽玛刀一般不能用于第一次治疗的鼻咽癌。伽玛刀也是放疗的一种,其作用机制在于放射线靶区剂量高度集中,而周围组织剂量迅速衰减,其靶区边缘如同刀割,故形象称之为“伽玛刀”。鼻咽癌恶性程度较高,晚期患者累及范围广泛,且容易发生淋巴结转移。因此,治疗时无论早期还是晚期都不能单纯针对肿块,而需要进行一定范围的放疗,防止肿瘤复发或转移。因此,伽玛刀比较适合于脑转移但仅需要小范围放疗的肿瘤,而不适合鼻咽癌这种需要一定范围照射的肿瘤。

放疗的作用机制是什么?

放疗主要通过电离辐射对肿瘤细胞造成杀伤,其作用机制分为直接作用和间接作用。直接作用指的是射线引起肿瘤细胞 DNA 单链和双链的断裂,从而诱发细胞凋亡;间接作用是指放射线与肿瘤细胞内的其他原子或分子(特别是水)相互作用,产生自由基,这些自由基可以与肿瘤细胞内的大分子如蛋白质等发生作用,产生不可逆损伤,间接损伤肿瘤细胞DNA。

化疗的作用机制是什么?

近年来,按照化疗药物的作用机制,从分子水平上大致将化疗药物分为以下几类:

(1)直接与 DNA 结合阻止 DNA 复制,包括各类烷化剂,如顺铂等。

(2)阻止核酸生物合成,如氟尿嘧啶、阿糖胞苷等。

(3)影响 DNA 转录,如蒽环类药物。

(4)影响微管蛋白和有丝分裂,如长春新碱、紫杉醇等。

(5)影响核糖体功能,阻止蛋白质合成,如三尖杉碱类药物。

(6)其他:影响细胞膜、诱导细胞凋亡及激素类药物。

进行放疗和化疗前我要做哪些准备工作?

(1)心理上出现否认、焦虑、恐惧、愤怒等情绪实属正常。肿瘤的治疗需要历经较长的时间,切忌乱投医、乱吃药,以免延误治疗,加重病情。树立战胜疾病的信念,积极配合医生完成治疗。

(2)化疗和放疗各需2个月左右时间。治疗期间注意休息,避免奔波劳累或受寒,减少频繁进出公共场合,停止工作并安排好自己生活,整个治疗期间须家属陪同。

(3)治疗前检查,主要有以下方面内容:①检验科检查;②病理报告确诊;③原发病灶的影像学检查;④排除转移的相关检查;⑤其他专科检查。

(4)化疗前为了保护血管,确保化疗顺利进行,建议行经外周中心静脉置管。整个放疗、化疗期间,须定期检测血常规,确保白细胞在正常范围内,方可继续进行治疗。

(5)放疗前个人准备:须理发剃须,头颈部肿瘤患者需保持口腔清洁,拔除不健康的牙齿;保持皮肤清洁,切忌用刺激性的洗涤剂;穿宽大、柔软的棉制内衣,上衣最好是低领、开襟的;术后患者需在伤口完全愈合后行术区放疗。

(6)妊娠妇女,须终止妊娠后再放疗。

(7)传染性疾病活动期、精神类疾病发作期、体温 >38.0℃、妊娠、恶病质、严重的脏器器质性疾病等属于放疗禁忌,务必告知医生。

(8)合理饮食,以清淡易消化为宜,少量多餐,预防感染。

(9)放、化疗可能引起脱发,可备好假发、头巾或帽子等。

42 放、化疗的种类是怎样选择的?

　　放疗是鼻咽癌的根治性治疗手段,以调强适形放疗为首选。早期鼻咽癌可单纯给予肿瘤高剂量根治性放疗;中晚期鼻咽癌可配合诱导化疗、同步(放)化疗或辅助化疗。诱导化疗是放疗前进行的化疗,放疗前肿瘤血供较好,有利于增加肿瘤组织局部药物浓度,迅速缓解症状,减轻肿瘤负荷,常用的化疗方案为 TPF 方案(氟尿嘧啶 + 顺铂 + 紫杉醇)。同步放、化疗是指在放疗当中给予化疗,对放疗有增敏、协同等作用,含铂类的同期放、化疗为标准治疗手段。辅助化疗为放疗结束后进行的化疗,起到进一步巩固治疗的作用,常用的化疗方案为 PF 方案(氟尿嘧啶 + 顺铂)。

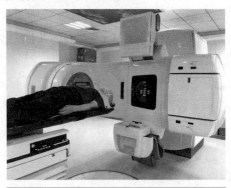

放疗准备中

43 放、化疗的时间要多久? 周期多久一次?

　　鼻咽癌诱导化疗一般需要 3~5 天,同步化疗一般需要 3

天,周期为 3 周一次。鼻咽癌放疗时间为每次 10~15 分钟,周一到周五治疗,周六、周日休息,整个疗程大概需要 6 周。

44　化疗期间我应该怎样保护我的血管?

静脉是化疗药物进入人体内的主要途径。氟尿嘧啶等化疗药物对血管均有不同程度的损伤,患者在化疗过程中如有疼痛、局部皮肤发红、皮疹或者其他异常感觉应及时告诉护士,不要勉强忍受,以免因药物对局部皮肤血管的刺激或渗出引起严重不良反应;化疗结束后 24 小时内避免热敷,如果局部皮肤有疼痛,可在护士指导下进行冰敷、局部皮肤涂擦保护剂;此外,可对四肢末梢的血管经常进行按摩、搓手和足背,以增加局部血液循环、改善血管弹性,以保证化疗的顺利完成。

45　放、化疗后可能会面临哪些并发症?

化疗并发症:化疗后可出现乏力、头晕、食欲缺乏、骨髓抑制(白细胞、中性粒细胞、红细胞和血小板下降)、急性胃肠道反应(恶心、呕吐、黏膜炎、腹泻)、急性过敏反应、耳毒性、肾毒性及肝毒性。

放疗并发症:可出现乏力、头晕、食欲缺乏、恶心、呕吐、口中无味等全身反应;皮肤反应表现为干、湿性皮炎;黏膜反应表现为口腔及咽喉部黏膜充血、溃疡,咽喉疼痛;口干、张口困难;放射性龋齿、放射性下颌骨坏死;放射性中耳炎;放射性脑病。

46 并发症的预防措施和紧急处理方法有哪些?

化疗开始前可根据不同化疗方案选择性预防给予胃黏膜保护药、镇吐药、地塞米松等抗过敏处理;化疗后应至少每周复查血常规,每月复查肝、肾功能及电解质,如有异常立即就诊;化疗期间应注意口腔卫生,保持清洁和湿润,用盐水或者含漱液漱口;出现腹泻可予轻泻药。

放疗前口腔科就诊,做好洁治及填补龋齿治疗;放疗中应每周复查血常规,口腔溃疡严重影响食欲者应加测电解质;放疗期间患者应注意口腔卫生,保持清洁和湿润,用盐水或者康复新等含漱液含漱;应加强营养,多食高蛋白、高热量食物,多食新鲜水果蔬菜,多食易消化的半流质食物或软食,多饮温水,忌粗糙、辛辣、油炸、腌制食物;穿着棉质宽松衣服,保持皮肤干燥清洁,忌抓挠;放疗后出现脓血涕可行鼻腔冲洗,忌挖鼻、用力擤鼻涕;大量出血者必须保持呼吸道通畅,平躺,头偏向一侧,将血吐出并立即医院就诊;应保持耳周清洁,勿进脏水,减少外源性感染并及时治疗局部炎症;放疗开始后多咀嚼口香糖,多做咀嚼、叩齿、鼓腮、张嘴运动以防肌肉萎缩、张口困难。

47 放疗期间我该如何保护我的皮肤?

急性放射性皮炎和黏膜炎是鼻咽癌患者最常见的放疗急性毒副作用。在放疗的第2~3周即出现皮肤红斑反应,随后出现干性和湿性脱皮,严重者甚至发生皮肤溃疡。预防急性放射性皮炎需保持皮肤干燥和清洁、避免摩擦、避免使用肥皂等清洁剂、避免使用含金属基质的油膏、避免阳光照射。Ⅱ度以上急性放射性皮炎可使用芦荟霜、放射皮肤保护剂等外用药，Ⅲ度以上急性放射性皮炎可联合使用表皮生长因子、维生素 B_{12} 喷剂等药物。急性放射性黏膜炎常见部位为软腭、口底、颊黏膜和舌侧缘。勤漱口，保持口腔清洁对放射性黏膜炎有一定的预防作用，早期放射性黏膜炎可使用利多卡因含漱减轻疼痛，局部可喷涂表皮生长因子，合并细菌感染可使用抗生素。治疗结束后仍强调评估治疗后期副反应。

48　治疗后我会不会变得很虚弱？

放疗晚期毒副作用包括皮肤和软组织纤维化、口干、放射性龋齿、颞下颌关节功能障碍、放射性听力损失、放射性脑神经损伤和脑损伤。放疗后因为出现各种不适反应，影响进食及休息，抵抗力会不同程度下降，但如果适当调理不一定会变得很虚弱。

49　治疗后复发的鼻咽癌是否可以手术治疗？

鼻咽癌复发分为鼻咽部原发灶复发和颈部淋巴结复发两种。对于病灶较小仅限于鼻咽部的复发性鼻咽癌，肿瘤距离颈内动脉和颅底有一定距离，鼻内镜下手术切除是最佳选择，手术安全性高、破坏性小。随着手术技术的进展，对于一些出现颅底或颅内侵犯，体积较大的复发鼻咽癌患者，亦有经鼻内镜手术切除肿瘤的尝试。由于鼻咽癌淋巴结转移率较高，放疗后容易出现颈部淋巴结复发或残留,可以考虑行挽救性颈清扫术。

50 鼻咽癌治疗期间饮食要注意什么?

鼻咽癌手术后患者应进食温凉半流质饮食,忌食过烫及辛辣、刺激性食物,膳食营养要均衡,防止因进食过少引起虚脱及低血糖等情况,尤其在抽取鼻腔填塞物的当日勿在空腹状态下抽除填塞物。在放、化疗期间进食的食物品种应多样化,主食粗细粮搭配,保证营养平衡,少食多餐,进食清淡、易消化、高蛋白(如豆制品、肉类、虾类、鸡蛋、酸奶)、低脂肪及含丰富维生素(如蔬菜、水果)的食物,避免吃煎炸及过硬、过酸或过甜等刺激性食物,以减少对口腔黏膜的刺激,多饮水、每日饮水量 2 500~3 000mL。

51 鼻咽癌放疗患者如何进行张口训练?

放疗后,由于颞下颌关节和咀嚼肌发生退行性变、纤维化,出现关节僵硬和肌肉萎缩,并逐渐出现颞下颌关节功能障碍,表现为张口受限或张口困难。因此,需要进行张口训练,来延缓和改善张口困难的发生。

时间和频次:建议放疗期间就开始张口训练,训练延续至放疗结束后数年。每日 2~3 次,每次 10 分钟。

器具选择:软木瓶塞(直接 3.5cm 左右),或压舌板或木筷子捆扎成束(2 捆),或专用张口训练器具。

具体步骤:

第一步,选择适宜的器具。压舌板或木筷的多少以正好放入两侧上下磨牙之间为宜。

第二步,尽量张大口,将软布塞子放在上下门齿之间。或者将2捆压舌板束(或木筷束)分别放入两侧的上下磨牙之间。咬住10秒左右,放松取出休息10秒,再重复,每次10分钟。

第四部分

口咽癌常见知识问答

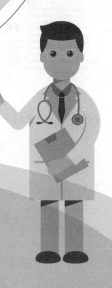

口咽部在哪里?

　　口咽前壁由舌会厌区构成:具体由舌根部(或舌后 1/3)及会厌谷组成;口咽侧壁为扁桃体、扁桃体窝、舌腭弓(咽前柱)、腭咽弓(咽后柱)和舌扁桃体沟;口咽后壁为自腭水平面至会厌底以上的咽后壁区域;口咽上壁则由软腭的口腔面及腭垂共同构成。

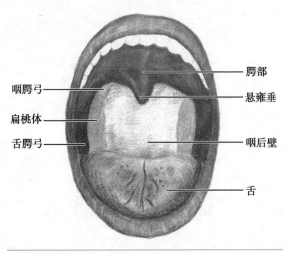

　　咽腭弓　　　　　　　　　　　　　腭部
　　扁桃体　　　　　　　　　　　　　悬雍垂
　　舌腭弓　　　　　　　　　　　　　咽后壁
　　　　　　　　　　　　　　　　　　舌

口咽部示意图

什么是口咽癌?

　　口咽癌包括原发于扁桃体、舌根部、软腭以及咽侧壁、咽后壁等部位的恶性肿瘤。各部位恶性肿瘤发病率和病理类型不尽相同。据统计,口咽部恶性肿瘤约占全身恶性肿瘤的1.3%,约占头颈部恶性肿瘤的4.2%。

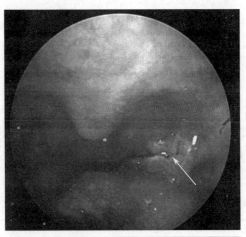

口咽癌镜下表现

(引自:韩东一,肖水芳.耳鼻咽喉头颈外科学.北京:人民卫生出版社,2016)

54 口咽癌的常见病因有哪些?

(1)化学致癌因素:吸烟的人易患口咽癌,而且如果在肿瘤被治愈后继续吸烟,发生第二种原发癌的机会也大大增加。乙醇可作为致癌物的溶剂,促使致癌物进入口腔、口咽黏膜,同时,大量饮酒者常出现细胞免疫的高度抑制。

(2)物理致癌因素:不合适的义齿、残根、锐利的牙嵴等与口咽黏膜长期摩擦引起溃疡而癌变,口咽卫生不良等长期的炎症刺激再加上机械性的损伤可能成为促癌因素。

(3)生物致癌因素:人乳头瘤病毒的一些类型如 HPV-16

与口咽癌发生密切相关。

(4)其他因素：遗传、机体易感性、营养代谢障碍、种族及放疗也与口咽癌的发生有关。

如何早期发现口咽癌？

口咽癌早期症状轻微，易被忽略，常见症状为咽部不适、异物感，肿瘤增大或感染后出现咽痛。提高对癌前病变的认识能力，达到早发现、早诊断、及时处理，可预防其癌变的发生。通过自我检查发现有下列异常情况者应立即就医。有癌变可能的异常情况有：口咽腔内溃疡 2 周以上未愈合；口咽黏膜有白色、红色和发暗的斑块；不明原因的咽痛；口咽反复出血，出血原因不明；口臭；口腔颌面部、咽部和颈部有不明原因的麻木与疼痛等。

口咽癌和饮食习惯有关吗？

饮酒会增加罹患口咽癌的风险，乙醇会增加烟雾中致癌物的吸收。不良的膳食结构，包括高脂肪、高胆固醇、低纤维素等，经常进食较多的牛肉、羊肉、猪肉等红肉制品，尤其是熏肉或烤肉制品有增加患口咽癌的风险；而多食奶类、鱼类、蔬菜、柑橘类或其他富含维生素的水果能降低口咽癌的发生的危险。另外，喜吃烫、辣、硬、油炸食物等饮食习惯亦会增加口咽癌的发病风险。嚼食槟榔等习惯亦和口咽癌的发生密切相关。

57 口咽癌首选什么治疗方法？为什么？

　　口咽癌的治疗方法在过去的几十年发生了显著的改变。以前，口咽癌主要采取放疗。近年来，由于头颈修复外科技术的发展，各种带蒂皮瓣和游离皮瓣的广泛应用，外科手术成为治疗口咽癌的重要方法。

　　随着对恶性肿瘤的治疗重视器官和功能的保留，口咽癌的治疗需要在肿瘤的根治和生活质量之间取得平衡。治疗方案应根据肿瘤的临床分期、肿瘤的部位、HPV 是否阳性、患者的年龄和全身情况等因素来选择。对于早期口咽癌，可以采用放疗或手术治疗的单一治疗模式。放疗可以覆盖原发灶、颈部淋巴结(包括咽后淋巴结)，并取得理想效果。手术多采用 CO_2 激光手术或经口机器人手术，相对创伤较小，当然，应视情况结合颈清扫术。对于晚期口咽癌患者，采用同步放化疗、手术加放疗或者放疗加化疗的综合治疗模式，在提高患者的生存率的同时，提高患者生存质量。

58 口咽癌的疗效和预后怎么样？

　　口咽癌预后相对较差，有文献报道口咽癌的 5 年生存率在 50% 左右。口咽部解剖隐蔽，毗邻关系复杂，进展较快，极易发生颈部淋巴结转移，远期疗效相对较差。影响生存率的预后因素有发病年龄、性别、有无长期吸烟及酗酒史、HPV 状态、临床分期等。

第五部分

咽旁间隙肿瘤
常见知识问答

59 咽旁间隙在哪里?

咽旁间隙是我们颈部左右两侧的缝隙,像两个倒置的漏斗,这两个漏斗向上到头部的下面,向下到舌骨,被一个叫茎突的骨头分成了前后两个部分,前部的前面就是扁桃体,后部里面有很多重要的血管和神经通过。这个部位的炎症可能会侵犯这些血管、神经,同时咽旁间隙的炎症也可能沿着血管、神经向上、下扩散。

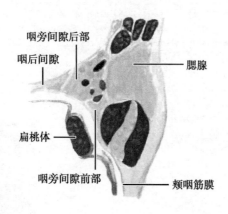

咽旁间隙解剖图

60 咽旁间隙肿瘤包括哪些?

咽旁间隙肿瘤分类方法较多,按其良恶性可分为良性肿瘤和恶性肿瘤,其中良性肿瘤约占 80% 左右;按其发生可分为原发性肿瘤(约占 95%)和继发性肿瘤。目前应用最多的为按其来源分为 3 类：①唾液腺来源肿瘤：可来源于腮腺、舌下腺、下颌下腺及其他小的唾液腺，其中以腮腺深叶或尾部的多形性腺瘤（混合瘤）最多见；②神经来源肿瘤：可来自颈交感神经链或周围神经，其次来自后组脑神经的颅外段或膈神经；③其他来源肿瘤：如脂肪瘤、骨脂肪瘤、淋巴瘤、骨化纤维瘤、滑膜肉瘤、血管平滑肌肉瘤、血管外皮细胞瘤、软骨瘤、软骨肉瘤、平滑肌瘤、脑膜瘤及脊索瘤等。以上 3 类均为原发性肿瘤，对于继发性肿瘤来说，最常见为鼻咽癌的直接侵犯及淋巴结转移，其次为相邻部位肿瘤的蔓延和转移，如口腔、口咽、下咽、喉等的直接蔓延。

61 有哪些症状提示可能发生了咽旁间隙肿瘤？

　　由于咽旁间隙肿瘤多为良性肿瘤，生长慢，位置深，故早期多无明显症状，当出现以下症状时应警惕：

　　（1）无痛性颈部肿物或肿胀，多为无意中或体检时发现颈部的无痛性肿物。

　　（2）器官受累的表现：①肿瘤压迫鼻咽部，阻塞咽鼓管咽口可引起耳鸣、听力减退及耳闷等；肿块过大堵塞后鼻孔可引起鼻塞及打鼾等；向口咽部突出生长可引起呼吸及吞咽困难；压迫喉咽部可出现声音的改变甚至呼吸困难；②张口受限，甚至颈部活动障碍；③神经受累：原发于神经的肿瘤，将出现神经痛，如颈痛、咽痛或一侧耳痛；颈交感神经累及出现病侧瞳孔缩小、眼球下陷、上睑下垂、同侧面部少或无汗等症状；迷走神经受累出现同侧声带麻痹——声嘶；舌下神经受累出现同侧舌瘫；舌咽、副神经受累出现相应的神经麻痹症状较少见的。亦有因压迫颈内动脉而出现头痛者。

咽旁间隙肿瘤的病因有哪些?

咽旁间隙肿瘤病因复杂尚不清楚,可能与长期的慢性炎症刺激相关(如唾液腺来源肿瘤),或是全身肿瘤的局部表现(如神经来源肿瘤),也可能为胚胎组织残留等。

咽旁间隙肿瘤的治疗方法是什么?

(1)手术治疗:手术切除是咽旁间隙肿瘤的主要治疗方法。术前详细评估肿瘤的性质、部位、大小,与邻近结构的毗邻关系及患者个体情况,在最大限度显露肿瘤同时对功能及外观损害最小的前提下采用不同手术径路切除肿瘤。

(2)非手术治疗:对于浸润性生长的咽旁间隙恶性肿瘤,多不易手术切除,应根据其性质进行放疗、化疗、介入治疗及其他综合治疗,或作为手术治疗的辅助措施。肿瘤较小且无明显症状者可给予观察随访治疗。对于体检偶然发现的咽旁间隙肿瘤,如果肿瘤较小,患者没有任何不适症状,影像学检查支持良性肿瘤者,也可以选择观察随访,每半年至1年复查颈部磁共振了解肿瘤生长情况,如果肿瘤生长加速或出现临床症状,再考虑进一步治疗。

咽旁间隙肿瘤手术有哪些并发症?

(1)复发:咽旁间隙肿瘤术后复发的原因主要是肿瘤包膜

破裂导致肿瘤细胞种植及肿瘤未完全切除。

（2）神经损伤：最常见的受累神经是面神经、舌咽神经、迷走神经、副神经、舌下神经及颈交感神经丛，据其程度可分为暂时性、永久性损伤，表现相应的神经麻痹症状。

（3）血管损伤：最常见的是颈动脉损伤，严重者可以死于出血性休克。其次是颈静脉、椎动脉及颈外动脉。

（4）上、下颌骨切开的并发症常见为牙齿脱落、骨连接不正或不连接，以及咀嚼功能受影响。

（5）其他并发症如切口痛、切口感染、脑脊液漏及呼吸道阻塞等。

65 咽旁间隙肿瘤的疗效怎么样？

咽旁间隙的良性肿瘤多可经手术切除，预后较好，而恶性肿瘤组织类型复杂多样，边界不清晰，治疗效果差，预后不良。

第六部分

喉部肿瘤常见
知识问答

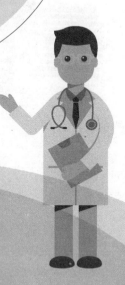

喉位于人体的哪个部位? 它的构造是怎样的?

　　喉位于颈前正中位置,也就是我们通常看到的男性喉结处,女性喉结一般不明显但可以用手触及。喉支架由多块喉软骨构成,共 9 块。软骨外附有肌肉、纤维组织、黏膜共同构成喉体。

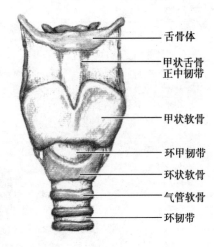

舌骨体
甲状舌骨正中韧带
甲状软骨
环甲韧带
环状软骨
气管软骨
环韧带

喉正面观示意图

 喉的功能和作用是什么?

　　喉是发声器官,又是呼吸道的门户。其主要功能是呼吸、发声、保护和吞咽。

　　(1)呼吸功能:喉腔是呼吸的通道,喉的声门裂又是呼吸道最狭窄处,声带的内收或外展,可调节声门裂大小,声门大小的改变又可调节呼吸。声带运动受中枢神经系统反射作用调节,进而维持正常的呼吸功能。

(2)发声功能:喉是发音器官,人发音的主要部位是声带。呼出的气流冲击内收的声带使之振动而发出声音。

(3)保护功能:喉的杓会厌襞、室带、声带具有括约肌作用,分别形成三道防线,能发挥保护下呼吸道的作用并且防止误吸。

(4)吞咽功能:吞咽时喉头上升,喉入口关闭,呼吸受抑制,咽及食管入口开放,这是一个复杂的反射动作。

除上述功能外,喉部可通过关闭声门,提高腹腔和胸腔的压力来完成咳嗽、呕吐、排便、分娩和上肢用力的动作。正常吸气时纵隔负压增大,便于静脉血流回心脏;呼气时,纵隔正压加大,便于动脉血流出心脏。

68 喉癌的病因有哪些?

目前尚无明显的确定病因,但可能与以下因素有关:①吸烟,烟草燃烧可产生烟草焦油,其中苯并芘可致癌,且烟草的烟雾可使纤毛运动停止或迟缓,也可引起黏膜水肿和出血,使上皮增生,变厚,鳞状化生,成为致癌基础;②饮酒过度,长期刺激黏膜可使其变性而致癌;③慢性炎症如慢性喉炎或呼吸道炎症;④空气污染,长期吸入有害气体(如二氧化硫)和生产性工业粉尘(如砷);⑤病毒感染与癌的产生关系密切,一般认为病毒可使细胞改变性质,发生异变分裂,病毒可附于基因上,传至下代细胞,发生癌变;⑥癌前期病变、喉角化病和某些喉良性肿瘤,如喉乳头状瘤反复发作可发生癌变;⑦用放射线治疗颈部肿物可致癌;⑧性激素,有关实验表明喉癌患者雌激素受体阳性细胞百分比明显增高。

69   喉癌有哪些早期表现?

　　喉癌症状以声音嘶哑、呼吸困难、咳嗽、吞咽困难及颈部包块为主,有时尚可发生咽异物感、口臭及少量咯血。根据肿瘤发生部位的不同,临床表现不一:①声门上喉癌:早期常仅有轻微的或非特异性的症状,如痒感、异物感、吞咽不适感等而不引起患者的特殊注意。②声门型喉癌:早期症状为声音的改变。初起为发声易疲劳或声音嘶哑,无其他不适,多被误认为"感冒""喉炎"。③声门下喉癌:早期症状不明显。

70   喉癌和吸烟有关系吗?

　　喉癌的发病原因虽然还不完全清楚,但吸烟已成为公认的致癌因素之一。喉癌患者约 90% 以上有吸烟的习惯,而且喉癌的发生率与吸烟时间成正比。烟草中的有毒物质长期刺激就会使喉黏膜发生癌变。我国东北地区吸烟者较多,喉癌发生率明显高于其他地区。因此加强宣传吸烟的危害,有利于减少喉癌的发生。

71   什么情况下要做全身 CT 检查?

　　CT 检查是现代一种较先进的医学扫描检查技术,是用

X射线束对人体某部一定厚度的层面进行扫描。它根据人体不同组织对X线的吸收与透过率的不同,应用灵敏度极高的仪器对人体进行测量,然后将测量所获取的数据输入电子计算机,电子计算机对数据进行处理后,就可摄下人体被检查部位的断面或立体的图像,发现体内任何部位的细小病变。CT具有密度分辨力高,检查方便、迅速而安全,病变的检查率和诊断准确率高等特点。喉癌为恶性肿瘤,常会发生扩散和转移,其途径有直接扩散、淋巴转移、血行转移和种植性转移,一般考虑有远处转移的患者需要做全身CT检查。

72 喉癌如何进行分期?

喉癌分为声门上喉癌、声门型喉癌和声门下喉癌。一般分为早期、中期和晚期。国际抗癌协会按TNM来分类,主要根据原发肿瘤(T)的位置、大小,有无淋巴结转移(N)及有无远处转移(M)来进一步区分各个分期。总而言之,随着肿瘤的增大,淋巴结转移的数量增多,以及有远处转移,肿瘤的总体预后会越来越差。

73 喉癌有哪些治疗方法?

(1)手术治疗:手术在我国是喉癌的首选治疗方法。一般有喉部分切除术、喉次全切除术、喉全切除术和颈清扫术。

(2)放疗:①单纯放疗:主要适用于早期病变及全身情况

不宜手术治疗的患者；②术前放疗：放疗的目的使肿瘤缩小，癌细胞活力受到抑制，肿瘤范围缩小，边界清楚，更有利于手术彻底切除；③术后放疗：先行手术者，术中如肿瘤切除完整，无明显的颈淋巴结转移，术后仅做预防性照射，但术后放疗的效果常不理想。

（3）化疗：喉癌中 90% 以上为鳞状细胞癌，常对化疗不敏感，在喉癌的治疗中不作为首选治疗方法。

74 有的喉癌患者术后可以讲话，有的则不能讲话，是何缘故？

对于正常人来说，发音是依靠声带，但是对于喉癌手术后的患者来说，只要在气流经过时能够使黏膜产生振动，就能够发音，声带并不是必不可少的结构。喉癌患者术后有的可以说话，有的不能说话是因为手术方式的关系，喉癌手术分为喉部分切除术和喉全切除术。喉部分切除术包括早期喉癌的 CO_2 激光切除术、喉垂直部分切除术和喉水平部分切除术，术后一般都保留了部分声带，即使发音质量差一些，但是术后发音交流是没有问题的。喉全切除术后，所有的喉结构全部切除，自然状态下的确是不能发音。但是喉全切除术后丧失的只是产生声音的振动体，无喉患者的语言功能，已有多种重建的方法应用于临床，归纳起来，主要有以下三种方法：① 食管发音被认为是目前较好的代替正常发声的方法；②电子喉；③发音重建术。

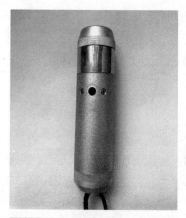

电子喉

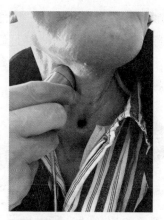

电子喉使用方法

75 靶向治疗是一种什么治疗方法？我的肿瘤可以用这种方法治疗吗？

靶向药物是指通过干扰肿瘤生长过程中所需的特异性分子，包括突变基因编码的蛋白、失调的受体蛋白和信号蛋白而抑制肿瘤生长和扩散的治疗方法。与传统的化疗药相比，靶向药物有选择性强、副作用轻等特点。目前被批准用于喉癌的靶向药物主要为西妥昔单抗，主要用于治疗不能手术切除的喉癌及复发转移的晚期喉癌。

76 喉全切除术和喉部分切除术有什么区别？

喉全切除术是指将全部喉结构和舌骨切除，喉全切除术后患者将失去正常发声功能，呼吸也要通过颈部气管造口；而喉部分切除术是一类在彻底切除喉癌的基础上,将喉的正常部分安全地保留下来,经过修复,恢复喉的全部或部分功能的手术,避免了因喉全切除所致患者丧失发声和正常呼吸功能,提高患者的生存质量。

77　喉全切除术和喉部分切除术适应证分别有哪些?

喉全切除术适应证为:①由于肿瘤范围或患者全身情况等原因不适合行喉部分切除术者;②放疗失败或喉部分切除术后肿瘤复发者;③ T_4 喉癌已累及并穿透软骨者;④原发性声门下喉癌;⑤喉癌放疗后有放射性骨髓炎或喉部分切除术后喉功能不良难以矫正者;⑥喉咽癌不能保留喉功能者。

根据肿瘤范围和手术切除的部位,常见喉部分切除术的手术方式包括以下几类:① CO_2 激光手术;②喉垂直部分切除术;③喉声门上水平部分切除术;④环状软骨上喉部分切除术;⑤喉次全切除术。

78　喉切除术后为什么会鼻涕、唾液很多?

喉癌术后会从患者一侧鼻腔内置入鼻饲管,患者进食主要靠这根管子。因为鼻饲管对鼻黏膜的刺激,所以患者鼻涕会增多。而术后为了不影响切口的愈合,在开始经口进食前,必须将口中的分泌物包括唾液吐出,不能咽下,所以患者会觉得唾液很多。

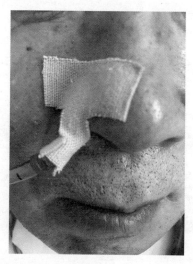

留置鼻饲管

79 为什么术后颈部敷料包扎那么紧?

术后颈部敷料包扎紧是为了使术腔组织密合,减少渗出,防止形成无效腔,以利于伤口愈合,同时也减缓了打喷嚏、咳嗽对伤口的压力。

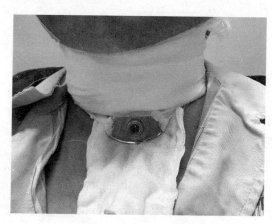

颈部敷料包扎

80 手术以后痰是我自己咳出来好还是让护士帮我吸出来好?

这个问题要分为两个时间段,若您刚做完手术还处于苏醒状态时,由于全身肌力没有完全恢复,所以会由护士用吸痰管帮您把痰液分泌物排出体外。在回病房后的康复过程中,护士会指导并鼓励您将痰液自行咳出来,若深部的痰液无法排出,护士也会用吸引器帮您将深部痰液吸出。

81 手术后为什么不能用嘴进食而需要通过鼻饲管?

无论是喉全切除手术还是喉部分切除手术,由于手术的部位在喉部,而其又非常接近会厌及食管,若术后立即经口进食不仅仅可能造成食物误吸入气道,还可能造成伤口的感染。因此,在手术时医生会将胃管从鼻腔置入胃内,在手术后一段时间内您将会通过鼻饲管进食。

82 鼻饲饮食期间需要注意什么?

①保持鼻饲管的固定,每天查看鼻饲管胶布是否牢度,必要时予以更换,勿牵拉鼻饲管,防止鼻饲管脱出;②鼻饲液以流质为主,营养师会根据您的具体情况给予合适的鼻饲营养液,鼻饲液内不能含食物残渣,如果自己准备的营养液一定要进行过滤后方可使用,防止堵塞鼻饲管;③鼻饲液

温度以接近体温为宜,可以用手腕内侧进行试温,进食滴速不宜过快,250~300mL 营养液需在 15~20 分钟滴完;④进食时体位以半卧位或坐位为佳,上身摇起 30°~45°,下身摇起 15°~30°,进食后不宜立即平卧,以免引起胃内容物反流;⑤进食后 30 分钟内不要进行吸痰、拍背等活动。

83　鼻饲管要保留多长时间?

一般鼻饲管会放置 10~14 天左右,在出院前 1~2 天会进行经口试进食。如半喉切除术后患者试进食没有呛咳,喉全切除术后患者试进食没有切口愈合不良等现象时均可拔除鼻饲管。

84　鼻部的鼻饲管我总是觉得不舒服怎么办?

调整好心态可增加舒适度。平时可以播放喜欢听的音乐、电视等转移注意力,保持愉快的心情。必要时液状石蜡油滴入置入鼻饲管的鼻部可降低不适感。每日对口腔进行有效的清洁,早晚刷牙漱口或做好口腔护理,降低感染风险,提高舒适度。进行鼻饲期间抬高床头并保持此体位 30~60 分钟的方法,可减少鼻饲并发症的发生,提高舒适度。

85　听说术后都要加强营养,我不能通过嘴巴吃怎么办?

可以通过鼻饲管摄入各种营养液,同样起到加强营养的目的。喉癌术后的营养支持应首选肠内营养。肠内营养液可根据个人情况选择整蛋白制剂,常用的有标准配方和含膳食纤维配方,含膳食纤维配方能增加粪便的量,促进肠蠕动,预防便秘。肠内营养安全有效、经济简单、并发症少,符合人体的生理需要。

86 鼻饲管拔除后进食种类有限制吗?

(1)喉全切除术:初期以流质为主,同时观察有无吞咽困难、颈部肿胀、发热等情况,逐渐过渡到软质饮食,如面包、馒头、蛋糕等,进食时应循序渐进,少食多餐,进食速度要慢,以免呛咳。

(2)喉部分切除术:初期以团块状、黏稠食物为主,宜选择密度均匀、有一定黏性、不易松散、通过咽部及食管易变形、不在黏膜上残留的食物,如:馒头、面包、香蕉等。一般采取健侧位或坐位进食,低头含首或自行调整体位,感觉呛咳反应最小的体位为宜,小口进食,缓慢下咽,逐渐过渡到半流质或流质。进食时应循序渐进,少量多餐,进食速度要慢,以免呛咳。

(3)避免食辛辣刺激食品、生冷滚烫油炸食品;忌烟酒、暴饮暴食等。

87 术后吃东西为什么会呛咳? 怎么办?

喉部分切除术又称半喉切除术。手术破坏了喉的结构,使喉腔关闭不全,进食时会引起呛咳。饮水更容易呛入气管,所以半喉切除术后约 7~10 天,从固体食物开始试吃,固体食物呛咳不明显后,再喝水,喝水不呛后即可经口正常进食。半喉切除后呛咳时间与喉的结构切除多少有关,喉切除越多,呛咳时间越长,轻者呛咳数天,严重者呛咳数月。如长年呛咳,无法进食,建议切除残喉。

88　喉切除术后多久可以正常进食?

喉切除后能正常进食,但术后从什么食物开始吃,不同的喉癌手术有所区别。半喉切除术患者,术后 7~10 天从固体食物开始试吃,固体食物呛咳不明显后,再喝水,喝水不呛后即可经口正常进食。喉全切除患者如果无术后呛咳问题,一般术后 10~14 天从喝水开始试进食,如无咽瘘情况发生,再进食固体食物。

89　手术以后颈部连接了好几个负压引流球,起什么作用呢?

在手术过程中,医生会在您的伤口中置入若干引流管。手术结束后这些引流管连接着负压引流球,负压引流球内有负压,有助于将引流管中的液体导入负压引流球中,在手术后的恢复过程中有助于将伤口内的积血、渗液排出体外。同时通过观察这些引流管中流出的液体的质与量,医生能对您伤口内的恢复情况有所了解。

90　这些负压引流球要放多久? 需要注意什么?

负压引流时间与伤口局部情况有关。患者需要注意观察引流管是否妥善固定,是否扭曲、受压、堵塞,引流是否畅通,引流球是否漏气,如短时间内引流量较多且颜色鲜红,提示可能有活动性出血,应及时通知医护人员,一般 24 小时引流量小于 5~10mL,可考虑拔除。

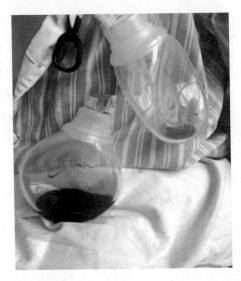

负压引流球

91 术后医生让我颈部压沙袋是为什么?

　　患者术后颈部压沙袋有两种常见情况,一是为了颈部加压,减少引流量,防止并发症的发生;有时发生咽瘘和预防咽瘘发生也需要沙袋加压。二是为后期颈部淋巴结的清扫手术做准备。

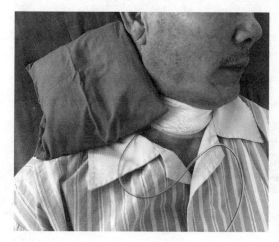

颈部沙袋压迫

92 为什么有些患者术后需要保持低头含胸位?

低头含胸位是为了减轻颈部伤口缝合的张力,促进颈部伤口愈合。因为术中某些组织被切除,导致切口对合时张力较大。术后一段时间内患者应防止颈部过伸,以免影响伤口愈合。

93 我该如何做才能更好地保持低头含胸姿势?

术后麻醉清醒后,可将床头抬高30°~45°。起床或躺下时,嘱家人协助托住颈部;下床活动时下颌尽量靠近胸部,避免颈部过度转动与拉伸,影响伤口愈合。

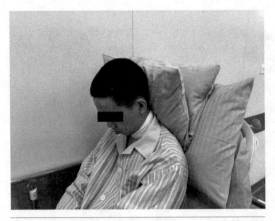

低头含胸体位

94　气道湿化的作用是什么？

喉癌术后需佩戴气管套管，人工气道的建立使上呼吸道正常的湿化、加温、过滤、防御功能减弱或消失。气道湿化可维持气道黏膜细胞纤毛的正常功能，使支气管内分泌物向上移动，从而降低肺部感染的发生率，是保持呼吸道通畅的一项重要措施。湿化不够易形成痰痂，引起气道堵塞，肺部感染率随气道湿化程度的降低而升高。

95　术后气道湿化的方法有哪些？

气道湿化的方法很多，如雾化湿化法、湿化器湿化法、滴注式湿化法。雾化湿化法是应用雾化装置将湿化液分散成细小的雾滴以气雾状喷出被患者吸入达到气道湿化效果，根据雾化器类型不同分为超声雾化、氧气射流雾化、压缩泵式雾化和手压式雾化。湿化器湿化法较适合于家庭使用，可以提高室内空气湿度。滴注式湿化法分为间断滴注湿化法和持续滴注法，间断滴注湿化是使用一次性注射器断开针头连上延长管，每隔 1 小时向气道内滴注 3~5mL 生理盐水，滴注时屏住呼吸、以免呛咳；持续滴注湿化法是采用各种持续湿化装置将湿化液持续泵入气道的方法。气道湿化方法各式各样，各有其优缺点，术后患者积极采取各种有效措施保证充分湿化，可减少各种并发症的发生。

96 出院后我如何自行做好气道湿化？

　　良好的湿化有助于您的康复。建议日常每小时用配好的湿化液湿化气道，进食和睡眠时暂停湿化，以免引起呛咳和影响休息。同时，您可在房间放置空气加湿器（家用型），尤其是夏秋季节，以便提高环境湿度，降低气管干燥引起的不适感。

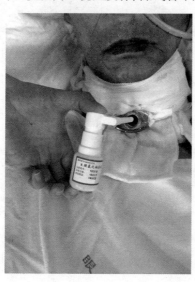

湿化气道

97   喉部分切除术后气管套管内芯的作用是什么?

医生给您佩戴气管套管时,必须有内芯作为引导才能佩戴上去(此操作一般在手术中完成)。当您已经佩戴好气管套管时,内芯就用不着了,但是为什么护士还让您一定仔细保管它呢? 因为存在以下可能:①因为某些原因更换气管套管,如做磁共振检查,医生先将金属气管套管换成非金属材质气管套管,拍片结束后再换回金属气管套管时,需内芯引导;②佩戴好的气管套管不小心脱出,需要再次戴上去时。此时医生一定要内芯的帮助才能将气管套管重新戴上去。因此,您的内芯一定放在安全且触手可及的地方,外出时请随身携带。

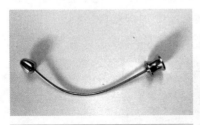
内芯(金属材质)

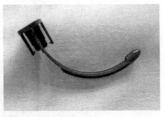
内芯(非金属材质)

98   术后疼痛与呛咳让我无法入睡怎么办?

喉切除手术后,如果感觉疼痛,您可以自己控制按压镇痛泵,或告知医生调整镇痛药。当然也可使用其他替代方法,如选择您喜欢的音乐、电影、书籍、广播、更换体位等。喉切除术后患者会频繁的咳嗽咳痰,尤其是喉部分切除术的患者表现更明显。由于术后早期切口分泌液、痰液较多,因此会引起频繁咳嗽。此外,冷空气直接进入气道也会引起呛咳。喉部分切除术后患者堵管后咳嗽会逐渐消失,喉全切除术后患者一般数月后可适应。如果患者因呛咳难以忍受,要做好平时的湿化工作,睡觉前尽量排除痰液。此外,选择自己舒适的体位、掌握有效咳嗽的方法,必要时可告知医生,适当用药缓解症状。

99 翻身拍背的正确方法是什么?

翻身时头胸要在一条直线上,以免套管活动刺激气道黏膜引发剧烈咳嗽或套管脱出引发窒息。翻身的频率可根据患者个人需求,鼓励患者经常翻身和变换体位,可以预防很多并发症如压疮、坠积性肺炎、深静脉血栓等。

拍背时,患者取侧卧或坐位,拍背者两手手指弯曲并拢,以手腕力量从肺底自下而上、由外向内、迅速而有节律地叩击背部,震动气道,两侧肺部各叩击 1~3 分钟,每分钟 120~180次。须注意:避免直接叩击患者皮肤及骨突部位(如脊柱、肩胛骨),拍背时以患者不感到疼痛为宜,并安排在餐后半小时后开始,以避免发生呕吐。

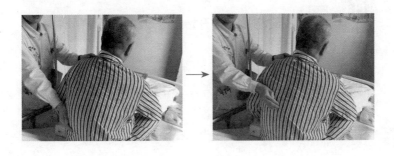

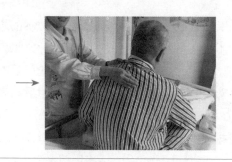

拍背手法

 外出时如何做好喉部造口的保护?

　　喉部造口直接与外界相通,没有加湿加温功能,因此要避免干燥、污染的环境。外出时,喉部造口可用纱布遮盖,防止冷空气刺激呼吸道及异物进入。下雨天带雨具防止雨水进入造口内,风沙扬尘天气及流行病多发期间避免外出,尽量少去人群集中的地方如商场、超市等,防止上呼吸道感染。如感到有痰液,应及时咳出,并用干净的纸巾擦拭干净,以防止造口潮湿感染。不可参加水上活动,如游泳、跳水等。不穿高领、紧身衣,以免影响造口通气;不穿低胸的衣服过度暴露造口。

 喉部分切除术后何时开始进行堵管训练?

　　在术后 7~14 天,待患者病情稳定,喉部水肿完全消除,呼吸平稳,咳嗽、吞咽反射恢复,经口进食无呛咳,营养状态良好,呼吸道分泌物减少,无肺部炎症,痰液稀薄,能自行咳出,血氧饱和度维持正常时,可先用手指堵住气管套管口,练习用鼻呼吸,保证呼吸通畅,如无胸闷、憋气感,可开始试堵管。

堵管训练期间我需要注意什么?

　　半喉切除手术后经过一段时间恢复,医生会用软塞堵住气管套管让您试着堵管,堵管的目的是让您逐渐恢复用鼻子呼吸的方式为将来的拔管做准备。刚开始堵管时您可能会有呼吸不畅或感觉痰液无法咳出的不适感,不必过于勉强堵管,可以每天堵几小时循序渐进的适应,白天可以适当地多堵管一段时间。堵管时如您觉得呼吸困难、胸闷气促或痰液无法从口中咳出时可拔除塞子,并在气管套管中喷入适量湿化液缓解;如咳嗽时注意塞子是否固定良好,有无松脱。如果白天堵管呼吸良好,可在夜间睡眠时尝试堵管,如觉呼吸困难可拔除堵管塞,如整天都堵管顺利则每天只需清洗一次气管内套管。

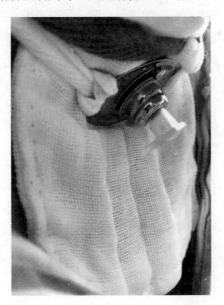

堵管

喉部分切除术后患者何时可以拔掉气管套管?

　　喉部分切除术后出院时仍需佩戴金属气管套管,请按照医生要求定期门诊复诊。根据恢复情况一般 2~3 个月左右给予拔管。拔管前先尝试堵管(即堵住气管套管口,此时呼吸不再依靠气管套管),连续堵管须达到 48 小时,堵管期间患者如无胸闷、气促、呼吸不畅,并且不影响睡眠、不影响日常生活,则可以由医生拔除气管套管。

喉部分切除术后患者是不是拔掉气管套管就可以

正常讲话了?

　　在医生允许的情况下,喉部分切除术后患者用手指堵住气管套管口就可以讲话了,但不能时间过长,以免影响呼吸。当医生给予拔除气管套管后,会用蝶形胶布封闭气管造口,促进愈合,因此拔除气管套管 3 日内,尽量少讲话。等待造口完全闭合后就可以正常讲话,不过发出的声音会比正常低沉、嘶哑。

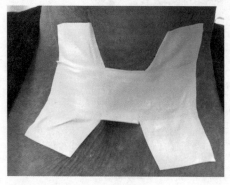

气管套管拔除后蝶形
胶布拉拢颈部皮肤

喉全切除术后患者颈部全喉套管可以拔掉吗?

刚刚手术后不能长时间取下全喉套管,以免造口处收缩,引起呼吸困难。医生仅仅在换药时会取出患者颈部的全喉套管,更换为清洁套管。喉全切除术后患者依靠颈部气管造口来呼吸,须确保呼吸通道的畅通。患者应按照医生要求定期门诊复查,根据造口恢复情况和医生建议,一般术后约 6~8 个月可以取下全喉套管。此时,为了保持美观和避免异物进入造口,可选择佩戴镂空装饰物(镂空玉佩等)、薄丝巾遮挡造口。但是,一旦发现气管造口比之前缩小或呼吸费力,应立即佩戴全喉套管,必要时来院复诊。

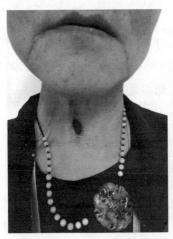

全喉造口

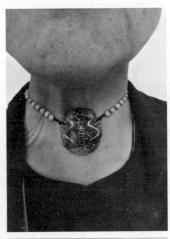

造口佩戴装饰物

喉全切除术后还可以正常讲话吗?

人类言语的形成是由多器官共同协作完成,由动力器官——肺,发声器官——喉,构音器官的腭、舌、齿、颊和共鸣器官的肺、咽、口、鼻腔、鼻窦相互协调而成。喉全切除术后患者会永久失去原有的发音功能,然而其他的器官仍然存在,可以弥补和代替。通过目前医疗技术和康复手段是可以恢复一定的言语功能。目前替代的方法包括食管发音、电子喉和气管食管发音假体植入等。

哪些患者可以学习食管发音?

喉全切除术后呼、吸气时,由于喉和声带已切除,肺内外空气的交换通过颈前的造瘘口进出,不会再有声带振动,没有声音发出。因此,喉全切除术后患者适用于食管发音。

什么时候可以开始学习食管发音? 食管发音怎么学?

喉全切除术后 1~2 个月,切口愈合良好,同时手术后 3 个月内未行放疗的患者可以开始学习食管发音。食管发音基本原理就是利用食管储存一定量的空气,借助胸内压力,如同打嗝一样,将空气从食管内逼出,冲击食管上端或者咽部黏膜而发音。食管发音训练方法:第 1 阶段训练打嗝(基本音形成阶段);第 2 阶段发音和说单词(食管声和语言配合阶段);第 3 阶段训练说话(食管语言完成阶段)。

 如果学不会食管发音,还有其他方法帮助我和别人交流吗?

全喉切除术后患者学习讲话的方法有多种,除了食管发音,较常见的还有人工喉(包括电子人工喉和气动式人工喉);气管食管发音重建术。

 术后多久复查一次?

根据主刀医生建议定期复诊。一般出院后前 4 个月内,每月 1 次;后 8 个月,每 2 个月 1 次;1 年后每 3 个月 1 次;3~5 年内每 6 个月 1 次,以后每年复诊 1 次。期间如有造口红肿或肉芽生长、进食梗阻感、呼吸不畅,或扪及颈部淋巴结异常,应及时就诊。

 怎样早期发现颈部淋巴结转移? 有什么自查方法吗?

(1)观察颈部外形,两侧是否对称,颈部及周围皮肤有无肿胀、发红。

(2)半喉切除术后患者要观察喉部运动是否良好。

(3)取低头位,放松颈部,双手伸直,从颈后往前触摸。注意颈部有无肿块、肿块的硬度、活动度、有无压痛等,颈部正中线或侧方有无肿块、瘘孔。出现以上情况,应立刻来院就诊。

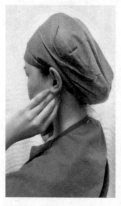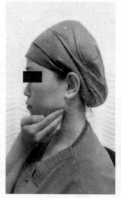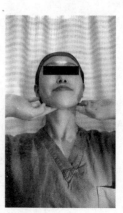

颈部淋巴结自查手法

112　为什么喉全切除术后鼻子闻不见气味了？

　　由于喉全切除术后患者经颈部的气管造口呼吸，口腔和鼻腔没有气流，因此失去了大部分嗅觉功能。

113　喉全切除术后我还能像以前一样参加社交活动吗？

　　能正常参加社交。在身体条件允许的情况下适当参与社会活动，可以帮助患者转移心理压力，减少焦虑，获得社会支持，利于康复。为美观起见，喉造瘘口处可用丝巾等饰物遮盖。

114　出院后带着气管套管如何洗澡？

　　喉切除术后，您主要依靠颈部的气管造口进行呼吸和痰液排除。而颈部气管造口与气管、肺直接相通,如有异物进入造口,可能造成剧烈的呛咳。因此,任何不清洁物体进入气管造瘘口都有可能增加呼吸道感染和窒息的风险。所以,您在洗头或洗澡时须确保水不能进入气管套管。勿淋浴,尽量使用盆浴,且盆浴时水位不可超过气管套管口。

手术切口如何换药?

为预防手术切口感染并观察切口部位皮肤颜色及形态,从术后第一日开始,医生会每日帮您换药。换药一般流程如下:首先,您需要端坐位,医生会去除您颈部原来的敷料,使颈部伤口充分暴露;其次,医生会用乙醇棉球消毒您颈部切口,此过程会有一点刺痛感但基本可以忍受;最后,用无菌纱布包扎您的颈部伤口,并用胶布固定。在换药过程中,由于敷贴牵拉皮肤和颈部敷料包扎逐渐变紧,您会感觉些许疼痛或难受,但请不要用手触碰,否则会增加感染的风险;如果您的不适无法忍受,可以举手示意医生暂缓换药。

术后如何更换气管垫?

更换气管垫前先清洗双手,准备好气管垫、弯盘、镊子、乙醇棉球等用物。开始换药前要注意气管套管处呼吸是否正常,更换时一定要仔细分清套管系带(打死结)与气管垫系带(打活结),注意千万不能搞错,再解开气管垫系带,轻轻地取下气管垫,然后用乙醇棉球由近套管处至远套管处单向擦拭,取干净的气管垫将系带缠绕于指端打开,置于气管套管的下方,将两根系带轻轻地穿过套管系带,调整好气管垫的位置后两根系带交叉一下在颈侧处打活结,松紧以能容纳一指为宜。

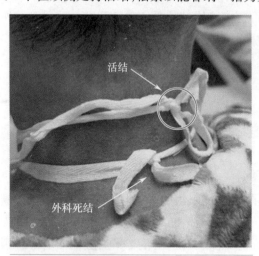

更换气管垫时区分系带

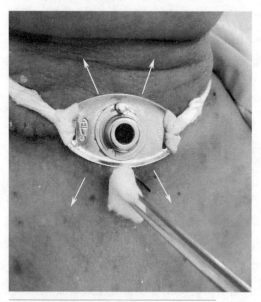

换药时酒精棉球擦拭方向

术后如何更换气管套管 / 全喉套管?

气管套管外套管绝对不能自行更换,只要每天进行内套管清洗消毒即可,外套管如需要更换必须由医生进行更换,以免引起气管套管难以置入而造成呼吸困难危及生命。

全喉套管更换方法:解开全喉套管和气管垫的颈后固定活结,轻轻地取下全喉套管和气管垫。取干净的乙醇棉球进行造口周围皮肤消毒,方向为由内向外,注意棉球须干湿适度,然后取干净的全喉套管轻轻地放入造口内,在颈后打活结,松紧适宜。将气管垫两端的绳子穿过全喉套管后两绳子交叉后打活结扎于头颈后,一指为宜,取下的全喉套管进行清洗消毒。

如何清洗和消毒气管套管 / 全喉套管?

准备好加热杯或锅、刷子、镊子、碗、闹钟等用物。患者取坐位或仰卧位,取下气管内套管时一手按住外套管两翼,一手将内套管缺口旋转至 12 点钟方向后取下;全喉套管松开系带,慢慢取下即可,然后放入专用的锅内加水浸没过内套管,煮沸 5~10 分钟后取出,倒去锅内的污水,重新准备清水烧开,(也可使用过氧化氢浸泡 5~10 分钟后清洗),同时将内套管 / 全喉套管在流动水下用刷子里里外外都刷洗干净,把内套管 / 全喉套管放在亮光下前后检查管壁是否刷洗干净,有无异物残留,然后将内套管 / 全喉套管放入锅内再次煮沸 20 分钟后取出晾干冷却后带上。装入前,甩干残留液体,对光前后检查管壁内是否有异物或残留物,安装气管内套管时一手抵住外套管,一手将内套管装入,并将缺口自 12 点方向旋转至 6 点方向。全喉套管则按更换全喉套管的方法装入即可。

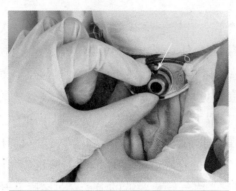

气管内套管取出方法(取管时缺口对准锁扣)

119 喉切除术后自我护理要点?

　　①半喉切除术后的气管套管内芯要放于固定可寻的位置,不可将外套管拔出,否则会危及生命,并每日检查系带的牢固及松紧度,以防止因系带断裂或过于松垮导致外套管脱出。②擦痰时,切忌将棉签、纸巾塞入套管内,以免造成气道异物。外出时套管口可用纱布遮盖,防止冷空气刺激呼吸道及异物进入。③不可参加水上运动,盆浴时水位不可超过气管套管,有水喷溅时注意保护气管套管。④学会更换气管垫和清洗消毒气管套管、全喉套管的方法,保持气管套管和周围皮肤的清洁。⑤加强营养,饮食宜清淡,禁烟酒,忌辛辣刺激性食物,适当参加体育锻炼,预防呼吸道感染。⑥根据医嘱定期随访,如遇特殊情况如呼吸困难、切口出血、气管套管外套

管脱出、淋巴结肿大等,需立即就诊。

术后多久开始放和 / 或化疗?

在手术局部切除肿瘤后,"乘胜追击"可以使放、化疗发挥最佳的效果。因此,在身体可以耐受治疗的情况下,1 个月左右开始放、化疗是比较合适的时机。对于需要进一步肿瘤治疗的患者,放、化疗医生的及早介入,有利于肿瘤后续治疗的适时、有序开展和推进。

手术后或放、化疗后我还能恢复工作吗?

治疗结束后如果患者一般情况良好是可以去工作的,但不宜过度劳累,以免自身抵抗力下降,且应定期返院复查。

第七部分

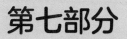

下咽及颈段食管癌
常见知识问答

下咽在哪儿？它是什么构造？

　　下咽又称喉咽,是咽的三个部分中最下的部分,稍狭窄,是消化道与呼吸道的共同通道,上起自会厌上缘平面,下至第六颈椎体下缘平面与食管相续。前壁有喉口通向喉腔。下咽部在临床上分为3个解剖区:梨状窝、环后区及喉咽后壁区。

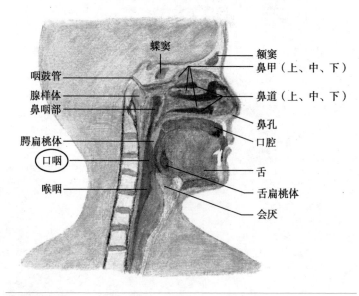

下咽解剖图

 下咽的功能是什么？

　　下咽的主要功能是吞咽,即将食团从咽腔送入食管。

124 下咽癌的诱发因素有哪些?

下咽癌的诱发因素多为吸烟、饮酒以及进食特殊的食物等,特别是饮酒与下咽癌有相当密切的关系,由流行病学的研究发现,约有 90% 以上的下咽癌患者有吸烟及饮酒的习惯,尤其是当两者都有的时候,更将增加癌症发生的风险。其他因素还有:电离辐射,营养缺乏(如缺铁,缺乏维生素 C 等),EB 病毒、人乳头瘤病毒感染,反流性食管炎,DNA 修复系统的基因缺陷,职业暴露(如从事职业暴露于石棉、化学溶剂、多环芳烃、镍金属提炼、异丙醇生产、硫酸、木屑及从事皮革行业生产)都可能成为促癌因素。

125 下咽癌早期会有什么样的临床表现?

下咽癌早期无特异性临床表现,一些非特异性症状如咽喉部的反复不适感觉、咽部疼痛、咽部异物感、耳痛、痰中带血、进食不畅等时,这时候应该仔细询问病史,仔细鉴别,是否是其他疾病如上呼吸道感染、慢性咽喉炎及急性外耳道炎等疾病引起。

126 目前主要的治疗方法有哪些?

对于早期局限的下咽癌,可选择手术或单纯放疗治疗。对于晚期的下咽癌伴颈部淋巴结转移的下咽癌患者,可先行诱导化疗,根据肿瘤对化疗药物的反应决定,化疗后肿瘤缩小明显者可进一步化疗结合放疗,肿瘤缩小不明显且无远处转移者可行肿瘤切除＋颈清扫术(必要时行皮瓣修补手术),术后补充放、化疗;有远处转移或全身状况差无手术条件者可行姑息性放、化疗。

127   该类疾病的手术复杂吗? 会有哪些并发症?

下咽癌手术的复杂程度主要取决于肿瘤的分期及部位。对于早期下咽癌,且部位比较局限,可单纯的手术切除,不一定需要修复创面;然而对于晚期下咽癌,范围较广泛,肿瘤切除的同时还要术中皮瓣修复创面,手术复杂程度较高。下咽癌术后会有一系列并发症,最主要的是咽瘘,此外还有:切口感染、术腔狭窄、皮瓣坏死、唾液腺瘘、坠积性肺炎等。

128   为什么有些下咽癌需要做皮瓣修复手术?

肿瘤病灶较大的下咽癌(手术切除后下咽部残留的黏膜不足)或下咽癌侵犯梨状窝尖部或食管入口,手术切除肿瘤病灶后需要术中行皮瓣修复重建术,避免新的下咽或食管入口狭窄影响吞咽功能。皮瓣可选用游离皮瓣(如前臂游离皮瓣)或带蒂皮瓣(胸大肌皮瓣或锁骨上皮瓣)。

129 术后咽瘘的表现是什么?

主要表现为:吞咽时有唾液从颈部皮肤窦道流出,常见的表现为气管造口后壁正中附近出现窦道,与咽腔相通,为术后局部组织未愈合所致,原因包括放疗、局部缝合张力大、感染及营养状况差等。可伴有发热,局部皮肤红肿、波动感,局部引流增多、浑浊及味臭。

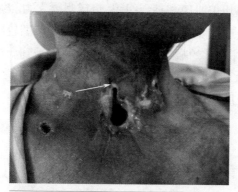

咽瘘照片(箭头所指处为咽瘘口)

130 如何预防和处理咽瘘?

术前 2~3 天全身应用抗生素,口腔及咽腔用消毒漱口液清洁。术中关闭咽腔时注意不可牵拉过紧,注意逐层缝合、不留腔隙。术腔引流管放置妥当。颈部敷料包扎适当加压以防止积血和渗出液潴留。术后及时抽吸鼻腔及咽腔分泌物,防止鼻腔及口腔分泌物潴留导致伤口感染。咽瘘常常发生在伤口感染的基础上,故而及早发现感染灶,尽快处理,可防止咽瘘发生。发现咽瘘后应加强换药,每天用生理盐水、过氧化氢、抗生素冲洗感染灶,用碘仿纱条扩大引流。待感染控制,炎症消退,瘘口皮肤上皮化后可行修补术。

131 术后会发生进食困难吗?

术后可能发生进食困难。一方面,由于手术时损伤部分吞咽、咀嚼相关肌肉和神经组织,造成咀嚼无力和吞咽障碍。另一方面,下咽涉及食管上段肿瘤通常侵犯范围较广,切除肿瘤同时破坏正常的喉咽结构,患者进食时将受到严重影响,会引起进食心理障碍、呛咳、伤口疼痛,从而造成患者不愿意主动进食,增加营养不良风险。

132 进食困难该如何解决?

下咽及食管上段手术术后需常规留置鼻饲管。在拔出鼻饲管前 2~3 天,鼓励患者进行专门的吞咽训练。早期食物选择上宜选用稀薄且黏稠成团的食物,比如土豆泥、藕粉、燕麦粥等。进食上述食物无障碍、无呛咳发生时,可逐渐将饮食改为流质—半流质—软食。

133 手术后我还能讲话吗?

发音功能恢复与喉部分切除术的类型有着密切的关系。

保留喉功能的下咽癌，术后患者仍然可以发声，但存在不同程度的音质改变。在不保留喉功能的下咽癌患者中，利用食管发音是最经济的发音方法。通过专门的发音训练，部分患者能够掌握食管发音技巧。

134　食管切除了，我还能学习食管发音吗？

一般来说，颈段食管癌侵犯喉部或喉癌侵犯食管须将该段食管及全喉一并切除，一般多应用结肠或胃重建消化道及气管外置，术后患者不能发音。但部分医疗机构开展全喉及颈段食管切除术，应用游离空肠修复上段食管缺损的同时，用空肠与气管与食管之间重建发音通道，同样能取得满意的效果。故食管切除术的部分患者仍能够学习食管发音法。

135　什么情况下我需要进行放疗和化疗？

喉咽或颈段食管癌的治疗，对 I 期患者可以采用放疗，II 期以上放疗控制机会下降，应主要手术治疗，III、IV 期患者宜采用术前或术后放疗。下咽癌单纯放疗的效果不甚理想，但早期表浅型癌或局限于梨状窝区的癌可采取根治性放疗，对中晚期颈段食管癌以术前放疗与手术相结合的综合治疗为常用手段。

136　放、化疗从何时开始？

对于早期的喉咽或颈段食管癌需要进行根治性放疗或术

前放疗的患者,在完成患者的全身评估包括病理学、血生化检查、局部病灶及全身的影像学检查、卡氏评分(又称 KPS 评分,是功能状态评分标准。得分越高,健康状况越好,越能忍受治疗的副作用)。等检查后,即可进行放、化疗。对于进行手术的患者,多在术后 4~6 周左右进行术后放疗。

 放、化疗前我需要做好哪些准备?

每个患者放、化疗前首先应具备正确的认识和积极的态度。须理发剃须,保持皮肤清洁,切忌用刺激性的洗涤剂;穿宽大、柔软的棉制内衣,上衣最好是低领、开襟的;术后患者需在伤口完全愈合后行术区放疗。为了保护血管,确保化疗顺利进行,建议行经外周中心静脉置管;定期检测血常规,确保白细胞在正常范围内再进行放、化疗;合理饮食,清淡易消化,少量多餐;预防感染,室内阳光充足,空气流通。注意休息,避免劳累或受寒,减少频繁进出公共场合所致交叉感染;放、化疗可能引起脱发,可备好假发、头巾或帽子等。

第八部分

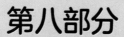

甲状腺肿瘤常见
知识问答

138 什么是甲状腺？在人体的哪个部位？

　　甲状腺是我们人体的最大的内分泌器官，主要功能是合成甲状腺激素，对调节机体代谢极为重要。它位于颈部甲状软骨的下方、气管的两旁，形似蝴蝶，又像盾甲，故而得名。甲状腺由左右两个腺叶及中间的峡部组成，两个侧叶各自宽度为 2cm 左右，高度为 4~5cm，峡部宽度为 2cm，高度为 2cm。由于甲状腺很薄很小，正常情况下既看不到，也摸不到。

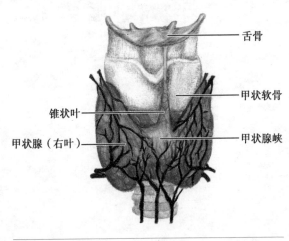

　　甲状腺解剖图

139 甲状腺的作用是什么？

　　甲状腺的主要作用是分泌甲状腺激素。甲状腺激素能够增加人体的代谢率,促进蛋白质合成,促进糖类和脂肪等能量物质的代谢。同时甲状腺激素能够促进人的骨骼生长,神经系统的发育。如果甲状腺激素缺乏,会使神经细胞与骨骼发育受限,进而导致智力迟钝和生长停滞的呆小症。甲状腺激素分泌过多的甲状腺功能亢进患者注意力不易集中、多愁善感、喜怒无常、烦躁不安、失眠多梦等。而甲状腺功能减退患者中枢神经系统兴奋性降低,记忆力衰退,说话和行为迟缓,表情淡漠,困倦嗜睡等。

140　甲状腺良性肿瘤有哪些?

甲状腺良性肿瘤在颈部肿块中是很常见的,包括甲状腺腺瘤、结节性甲状腺肿、炎性甲状腺结节等。①甲状腺腺瘤,是最常见的甲状腺良性肿瘤,以滤泡型腺瘤(占 70%~80% 甲状腺腺瘤)为主。此外,病理还有乳头型腺瘤、高功能甲状腺腺瘤。甲状腺腺瘤多见于 40 岁以下女性。起病隐匿,无症状,主诉多以颈部包块或局部胀痛为主。发病原因目前仍不明,多与遗传、射线照射、促甲状腺素(TSH)过度刺激等因素有关。甲状腺功能检查大多正常。大的腺瘤容易压迫周围组织,若慢性未愈的甲状腺瘤可以出现钙化,引起高功能腺瘤而出现甲状腺功能亢进。有恶变的可能(发生率约 10%),原则上应早期切除。②结节性甲状腺肿,多由饮食中缺碘或甲状腺激素合成的酶缺乏所致,病史一般较长,往往在不知不觉中渐渐长大,在体检时偶然被发现。体检时多见多发结节,结节的质地多为中等硬度。甲状腺功能多为正常。结节因较大而产生压迫症状(呼吸困难、吞咽困难或声音嘶哑)、有恶变倾向或合并甲状腺功能亢进症状时应手术治疗。③炎性甲状腺结节,分感染性及非感染性。感染性炎性甲状腺结节是由上呼吸道感染或病毒感染引起的亚急性甲状腺炎。又称 De Quervain 甲状腺炎或巨细胞性甲状腺炎,除有甲状腺结节外,还伴有发热和甲状腺局部疼痛。另一种非感染性炎性甲状腺结节主要是由自身免疫性甲状腺炎引起的,或称慢性淋巴细胞性甲状腺炎(桥本甲状腺炎),多见于中、青年妇女。患者的自觉症状较少,甲状腺功能检查时显示甲状腺球蛋白抗体和甲状腺微粒体抗体常呈强阳性。

 如何判断甲状腺结节是良性还是恶性?

最直接的判定甲状腺结节良恶性的检查方法是超声引导下细针穿刺活检病理检查;其次可以行甲状腺超声检查,随着超声检查技术的不断提高,其鉴别良恶性的能力也在不断提高;此外,放射性核素检查(如 ^{131}I 摄取)及 PET/CT 检查也能够为良恶性的鉴别提供一定的参考依据。

 甲状腺结节会不会癌变?

可能发生癌变。文献报道国内 5% 的患者甲状腺结节为恶性,直径 >1cm 的甲状腺结节有 8%~15% 被证实为恶性。

 甲状腺结节都需要手术吗?

甲状腺结节的手术适应证包括:甲状腺结节较大,压迫气管或胸骨后甲状腺肿块；辅助检查提示恶性可能很大的结节；细针穿刺活检证实为恶性的结节。

144 B 超检查说有钙化灶是什么意思？

不同的钙化意义并不相同，蛋壳样钙化(结节周边钙化)与既往甲状腺结节内出血或退行性改变有关，若结节周边钙化中断，则不可排除恶性。实性低回声结节中心出现粗大钙化有潜在恶性可能。砂粒样钙化(微小钙化)则更支持恶性(60% 为恶性)，是诊断乳头状甲状腺癌的病理特征，滤泡状癌、髓样癌也能见微小钙化。良性的钙化边缘较为光滑，而恶性的钙化灶边缘较为模糊毛糙。尽管如此，直接地认为结节钙化就是恶性是没有依据的。因其诊断的特异度及敏感度仍不高。因此患者需足够重视，并进一步进行相关检查。

145 抽血化验单里哪些指标是代表我的甲状腺功能的？

抽血化验甲状腺功能一般为"甲状腺功能五项"，内容包括：血清游离三碘甲状腺原氨酸(FT_3)、血清游离甲状腺素(FT_4)、促甲状腺素(TSH)、三碘甲状腺原氨酸(T_3)、甲状腺素(T_4)五项内容。如疑有甲状腺功能亢进、甲状腺功能减退或甲状腺炎等，可做甲状腺八项检查，在五项基础上加甲状腺球蛋白(Tg)、抗甲状腺球蛋白抗体(Anti-Tg)、甲状腺过氧化物酶抗体(Anti-TPO)三项。

146 术后负压引流的目的是什么?

术后颈部留置负压引流管,目的是利用一次性高真空负压引流器将切口内的渗血渗液引流出,同时便于观察术后切口是否有出血,方便观察记录引流液的色、质、量,判断手术切口恢复情况。一般出血多发生在术后 24 小时之内,如出血量大,可能因血肿压迫气管继发出血性休克、窒息等,因此,留置负压引流非常重要。

147 甲状腺切除以后饮食该注意什么?

终身服用甲状腺素的患者,因甲状腺激素可导致钙的排出增加,加速体内钙的流失,饮食上应注意补钙。这种情况在女性绝经后更明显,可能会引起血钙下降,出现骨质疏松。因此,在饮食中可增加虾皮、绿色蔬菜、骨汤、芝麻酱等含钙丰富的食物,也可适当增加一些维生素 D 含量高的食物,如肝脏、蛋黄及鱼肝油等,补充含有维生素 D 的钙剂;鼓励户外运动,多晒太阳。

148 甲状腺结节预后好吗? 复发的概率是多大?

良性结节预后是好的。而针对其他甲状腺恶性肿瘤的预后,目前临床上有多个医学分期针对滤泡上皮来源的甲状腺癌进行评估,包括美国癌症联合委员会 / 国际抗癌联盟(AJCC/

UICC）的 pTNM 分期，以及梅奥医学中心的甲状腺乳头状癌评分系统（MACIS 评分）。通常肿瘤界定分为低、中、高风险组。低风险组死亡率小于 1%，复发率小于 5%；中风险组死亡率 11%；高风险组死亡率将大于 50%。

通常来说，国内在腺叶切除术后治愈率可以达到 98%，乳头状癌 5 年生存率大于 98%，只有约 11% 乳头状癌需二次手术。髓样癌少见，预后差，多伴有遗传因素，通常在确诊时就有淋巴结广泛转移，但总体来说 5 年生存率在 80%~85%。预后最差的是未分化癌，其恶性程度高，进展迅速，全身转移率高，致死率也高（有近 25% 患者生存期不足 1 个月）。

149　手术以后我的颈部皮肤有麻木感，还能恢复吗？

可以。麻醉过后最先感觉到的不适可以从几个方面来看：第一，麻醉插管后遗症；第二，手术缝线过紧；第三，出现切口下血肿。上述第三种若发现有波动感时是需要紧急入手术室重新缝合。此外，若有四肢麻木、手足抽搐等低钙血症表现，常由甲状旁腺损伤导致，需要口服钙剂治疗。

150　甲状腺手术以后需要使用哪些药物？

甲状腺切除手术后需要按医嘱服用甲状腺素，切忌擅自停药，并定期复查甲状腺功能。若为甲状腺全切患者需长期服用甲状腺素来替代生理需要的激素。

甲状腺切除后,医生让我口服的甲状腺素片有副作用吗?

目前使用最多的甲状腺素片为左甲状腺素片,作用为代替切除的甲状腺组织为患者提供生理性甲状腺素,临床应用未见明显副作用报道。

 手术后出现手脚发麻怎么办?

甲状腺手术后部分患者会出现手足麻木,甚至抽搐,这是因为手术中影响了甲状旁腺的血供或损伤甲状旁腺。甲状旁腺是掌管体内钙平衡的重要脏器,损伤后会导致术后低钙血症,导致手足麻木、抽搐。绝大多数手足麻木的患者其症状都是暂时性的,通过一段时间的补钙治疗后可明显好转,发生抽搐等症状严重患者可行静脉补钙治疗,同时注意防止抽搐发生时身体受损。永久性甲状旁腺功能减退较少见。

 手术后发生声音嘶哑是怎么回事?

在全身麻醉下进行甲状腺手术时,如果气管插管时对声带造成了影响导致声带水肿或者声带旁的关节脱位而影响声带正常运动时会导致声音嘶哑。甲状腺切除时如果损伤了穿行在组织中的喉返神经,也会导致术后声音嘶哑。喉返神经分左右两侧,单侧神经损伤时的主要表现为声音嘶哑,但这类损伤随着对侧功能代偿多会恢复；双侧神经损伤时，则不仅声音嘶哑很难恢复，还可能导致呼吸困难。

 有些患者甲状腺手术后喝水也呛咳要紧吗？

甲状腺手术后喝水呛咳是喉上神经内支损伤的表现，喉上神经内支支配声门裂以上喉黏膜的感觉，一旦功能受损，则喉部黏膜感觉丧失，表现为误咽和喝水呛咳，一般经理疗后可以恢复。喉上神经外支损伤，会使环甲肌瘫痪，引起声带松弛、音调降低。

 甲状腺手术 2 年了，最近透气困难，怎么回事？

应尽早就医，虽然良性疾病的手术会保留部分正常腺体，但残余腺体也会发生疾病，所以每年或每 2 年复查甲状腺 B 超，可以监测结节是否有变化；如长期无变化者，可以延长复查时间间隔或自己观察即可。但是恶性肿瘤手术后的前 2 年，患者每半年复查一次；2 年后每年复查一次 B 超，如果出现不适，尽快就医，排除肿瘤复发压迫侵犯气管（导致气管狭窄）或喉返神经（导致声带麻痹声门狭窄）可能。

 甲状腺切除后，会影响生育吗？

甲状腺部分或全部切除术后只要肿瘤无复发，口服替代激素治疗后甲状腺功能维持在正常水平，患者就可以生育。建议一般在术后半年后再妊娠，对胎儿和母体不会造成影响。

妊娠期间,除了进行常规孕期检查外,还要每月检查一次甲状腺功能激素水平,必要时调整口服甲状腺素的用量。

 术后用药的注意事项有哪些?

甲状腺肿块术后有两种情况需要服用甲状腺素:第一,各种原因导致的甲状腺全切除术后,没有甲状腺组织提供甲状腺素,术后需要终身服用甲状腺素替代治疗;第二,甲状腺恶性肿瘤行甲状腺次全切除后。口服甲状腺素的目的除了补充生理性甲状腺素外,更重要的是抑制体内促甲状腺素的水平,防止肿瘤复发。术后口服甲状腺素片的剂量要根据甲状腺功能水平来逐步调整。

 甲状腺术后可以吃海鲜吗? 吃无碘盐还是有碘盐?

甲状腺术后可以吃海鲜,因海产品中的鱼、虾等含大量的优质蛋白。如果是行甲状腺全切除术后,应吃含碘盐,因甲状腺全切除后,碘主要经过肾脏代谢掉了。而非全切术后患者,如果剩余的甲状腺组织本身合并桥本甲状腺炎,可正常摄入碘,勿过量,过量碘摄入易诱发桥本甲状腺炎发生甲状腺功能减退,因此甲状腺切除后可以吃含碘盐。

 甲状腺术后会有哪些并发症? 如何自我观察?

甲状腺手术常见的并发症包括:①出血:术腔出血易压迫

气管导致呼吸困难,故如感觉呼吸不畅须立即通知护理人员;②声音嘶哑:大多因喉返神经损伤引起,一般会在 6 个月内逐渐适应或好转;③低钙血症:常见于甲状腺次全切除与全切除术的患者,术中甲状旁腺损伤,会有指尖、口腔周围发麻或手足抽搐等症状,若发生此现象须立即通知护理人员,通常以静脉滴注钙剂或口服钙片治疗,症状即可缓解。

自我观察包括:观察颈部有无出血及血肿形成,一旦出血形成血肿,很容易压迫气管,引起窒息和死亡。严密观察体温变化:手术后,一般都有轻度发热,这是手术时受损伤组织被身体吸收的正常反应。如果手术 5 天后体温仍有升高,并伴有伤口红肿发烫、疼痛加重,要警惕伤口感染化脓。

第九部分

腮腺肿瘤常见
知识问答

腮腺的位置和作用是什么？

腮腺位于两侧面区，双侧耳垂前下方和下颌后窝内，腮腺肿大时面部就像打肿脸的胖子。腮腺形态不规则，大致呈倒立的锥形，临床上将其分为深浅两部，中间有峡部连接，多根血管、面神经穿行腮腺内。腮腺是人体三大唾液腺中最大的一对，具有分泌唾液的作用。唾液可湿润口腔、软化和消化食物、杀菌以及调节机体体液平衡等作用。

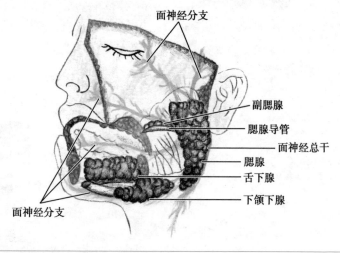

腮腺与面神经分支位置关系解剖图

腮腺肿瘤包括哪些？病因和转归如何？

腮腺肿瘤主要可分为良性及恶性，良性腮腺肿瘤以多形性腺瘤为最多见,约占腮腺肿瘤的80%,恶性者以黏液表皮样癌居首位,约占腮腺肿瘤的10%,其余包括腺泡细胞癌、恶性多形性腺瘤、腺样囊腺癌、转移癌等。

引起腮腺肿瘤的原因较多。良性肿瘤没有什么特殊原因,可能跟基因突变有关系。腮腺的沃辛瘤与长期吸烟有直接关系。有的腮腺肿瘤与口腔卫生有关,有的与局部刺激有关。有人认为与长期辐射、接电话都有关,但没有直接证据证实发病原因。腮腺肿瘤的转归决定于首次治疗方式和病理组织类型。一般来说,腮腺的上皮样恶性肿瘤,除去未分化癌、鳞状细胞癌、腺癌以外,其恶性程度都较低,治疗前的病程都较长,不像其他部位的恶性肿瘤发展的那样快,适当的治疗常可获得满意的效果,然而腮腺恶性肿瘤如不及时治疗容易发生转移。

162 腮腺肿瘤手术方式有哪些?

腮腺肿瘤的手术方式包括腮腺浅部切除和全腮腺切除,手术最关键的步骤是分离和保护面神经。面神经分五支,即颈支、下颌缘支、颊支、颧支和颞支。一旦损伤面神经主干及分支就会造成相应神经支配的肌肉瘫痪,表现为口角歪斜和闭眼障碍,就是我们平时所说的面瘫。腮腺良性肿瘤(如多形性腺瘤)常行肿块及部分腮腺浅部切除术,保留面神经;腮腺恶性肿瘤如面神经受累,常需行腮腺浅部及深部同时切除,并切除受累的面神经。若有颈部淋巴结转移则需同时行颈清扫术。

163 腮腺术后饮食需要注意什么?

　　腮腺术后日常饮食不当容易刺激伤口,使伤口容易感染,危害健康。术后伤口需加压包扎,期间患者可能会出现伤口疼痛、张口及咀嚼困难等不适。在此期间应摄取高热量、高蛋白、无渣不含纤维素的温凉流质或半流质饮食,勿食酸性或坚硬食物。尽量少咀嚼,少食多餐,避免吃辛辣刺激性食物,要尽量以清淡低盐为主,减少唾液的分泌,多喝白开水,多吃一些绿色蔬菜,例如叶菜类食物等,同时要多吃一些新鲜及易消化的食物。

164 腮腺术后局部加压包扎的目的和时间?

　　腮腺是人体最大的唾液腺,分泌唾液,腮腺部分切除后保留的腺体仍具有分泌的功能。因此,术后涎腺瘘是腮腺手术常见的并发症之一。局部加压包扎可以减少无效腔,加快残余腺泡萎缩,防止涎腺瘘发生,促进伤口愈合。一般来讲,腮腺术后局部加压包扎时间与手术方式有关,腮腺部分切除(如腮腺浅部切除术)后一般加压包扎时间为2周左右,如果腮腺全部切除,术后无残留腺体,可以相应减少加压时间。但是,如果发生涎腺瘘,加压时间应相对延长。

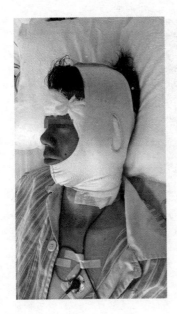

腮腺术后加压包扎及引流图

165 为什么有些患者术后要拆线,有些不需要?

　　腮腺术后是否需要拆线和术后切口缝合方式有关。对于张力大或者有感染的切口,一般采用不可吸收缝线间断缝合,需要术后拆线。一般情况下,术后 1 周拆线。对于腮腺术后张力小的切口,若采用可吸收缝线皮内缝合,术后不需要拆线。皮内缝合优点:对合好,愈合后仅有切口瘢痕,无针眼瘢痕,不需拆线,外表美观。缺点:其缝合的好坏与皮下组织缝合的密度、层次对合有关,如切口张力大则不适用此法。

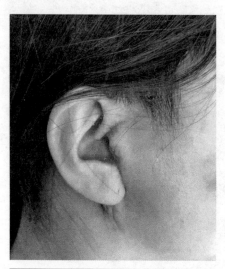

腮腺术后皮内缝合图示

166 手术以后会发生面瘫吗？可以恢复吗？

　　面神经穿过腮腺支配面部表情肌，腮腺术中或术后损伤面神经会导致面瘫发生。可分为永久性与暂时性面瘫，其中，暂时性面瘫常见，暂时性面瘫可以通过营养神经等措施治愈。面瘫发生概率与肿瘤的性质、手术方式以及术者操作技巧有关。如果恶性肿瘤侵犯面神经，为了完全切除肿瘤可能会牺牲面神经，导致永久性面瘫；肿瘤位于面神经浅面，面神经受侵犯小，术中面神经受损可能性小，术后发生面瘫概率低。肿瘤位于面神经深处、体积大，术中面神经受损可能性大，术后面瘫发生概率高；术者对面神经解剖不熟悉，术中牵拉或者暴露面神经时间长也会导致面神经受损伤，术后感染或者渗出过多压迫面神经也会出现暂时性面瘫。

面瘫的临床表现是什么?

　　面瘫多表现为患侧面部表情肌瘫痪,前额皱纹消失、睑裂扩大、鼻唇沟平坦、口角下垂;在微笑或示齿动作时,口角下坠及面部歪斜更为明显;患侧不能做蹙额、抬眉、闭目、鼓气、噘嘴等动作;鼓腮和吹口哨时,因患侧口唇不能闭合而漏气;进食时,食物残渣常滞留于病侧的齿颊间隙内,并常有唾液自该侧口角流下;由于泪点随下睑外翻,使泪液不能按正常引流而外溢。

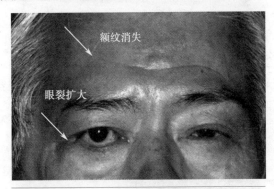

面瘫图片(箭头处为患侧面部表情肌瘫痪)

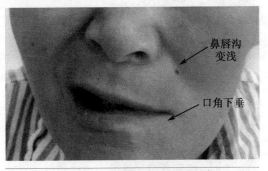

面瘫图片(箭头处为患侧面部表情肌瘫痪)

168　术后为什么切口放负压引流球?

腮腺术后术腔内会有积血、腮腺分泌物以及组织渗出物的积聚,易导致感染及切口不愈合,负压吸引可以吸出分泌物,从而降低涎腺瘘发生及促进切口愈合。

169　术后切口位置会影响美观吗?

手术切口是从耳前向下延长,绕过耳垂向后至乳突尖转向前下至下颌角,对美观的影响不大,特别是对女性患者,头发遮挡后几乎看不见手术瘢痕,且现在的缝线多为美容线,不太留下明显瘢痕。

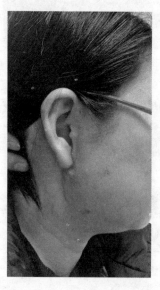

腮腺术后 3 个月图

170 腮腺手术以后如何预防涎腺瘘？

涎腺瘘是腮腺术后常见的并发症，是指唾液不经导管系统排入口腔而流向面颊皮肤表面，面部裂伤及手术是主要原因。为避免腮腺术后发生涎腺瘘，术后须清淡饮食 1 个月，避免酸、鲜、油腻、辛辣刺激的食物，因为这些食物会刺激残余腺体分泌唾液积聚在切口内从而影响切口愈合导致涎腺瘘。饭后刷牙漱口，保持口腔清洁。

171 腮腺手术后恢复期大概多久？

术后恢复期为 1 个月左右。出院后要加强锻炼，增强机体抵抗力，防止感冒。一般出院后 2 周左右来院复诊，第一次复诊后医生会根据病情告知下次复诊时间。如有切口处红肿感染、隆起渗出等特殊情况应及时到医院就诊。